Elizabeth und Arthur Domig

Das wünsch ich mir von dir

Elizabeth und Arthur Domig

Das wünsch ich mir von dir

Entspannt Sex
in der Ehe genießen

BRUNNEN
Verlag Giessen · Basel

www.brunnen-verlag.de
Umschlagfoto: Corbis, Düsseldorf
Umschlaggestaltung: Sabine Schweda
Satz: DTP Brunnen
Druck: CPI – Ebner & Spiegel, Ulm
ISBN 978-3-7655-4066-0

Inhalt

Vorwort

In unserer Paarberatung erfahren wir viel über die Innenseite von Beziehungen. Eine oft gestellte Frage von Männern wie Frauen ist, wie sie ein harmonisches Liebes- und Sexualleben entwickeln können. Sex ist vielleicht „die schönste Nebensache der Welt“, aber für eine Nebensache ist er auffällig häufig Thema in unseren Beratungsgesprächen.

Und das hat einen Grund. Das Intimleben funktioniert nicht immer reibungslos, obwohl zwei sich sehr lieben. Erotische Gefühle können sehr unbeständig sein, und das „Glück zu zweit“ lässt sich manchmal schwer finden. Vor allem, wenn die Flitterwochen vorbei sind und der Alltagsstress uns einholt. Dennoch lohnt es sich, dran zu bleiben, weil eine erfüllte Sexualität viel dazu beitragen kann, eine Ehebeziehung lebendig zu halten.

Wir hoffen, dass Sie, liebe Leserin, lieber Leser, sich durch dieses Buch angeregt gemeinsam auf den Weg machen, um Ihre sexuellen Bedürfnisse und Wünsche neu zu entdecken.

Als Hilfe und Unterstützung bieten wir am Ende der einzelnen Abschnitte Fragen für den *Paardialog.* Wir schlagen vor, dass Sie zunächst selbst darüber nachdenken und sich dann mit Ihrem Partner über seine/ihre Empfindungen austauschen. Für einige Tipps mit kreativen Ideen gilt die bewährte 24-Stunden-Regel: Setzen Sie den Tipp, wenn er Ihnen hilfreich erscheint, möglichst unmittelbar um, spätestens jedoch innerhalb von 24 Stunden. Wenn unsere Tipps Sie auf eine ganz andere kreative Idee bringen, die Ihnen verheißungsvoller erscheint, umso besser!

Wir haben uns bemüht, geschlechts-inklusive Formulierungen zu finden, ohne der Sprache Gewalt anzutun. Wo es offensichtlich war, dass männliche wie weibliche Partner gemeint sind, haben wir uns für die Bezeichnung *Partner* entschieden.

Obwohl wir bewusst Begriffe wie „Ehe“ oder „eheliche Sexualität“ verwenden, glauben wir, dass jedes Paar, das in einer auf Lebenszeit gewollten, treuen Paarbeziehung lebt, von diesem Buch profitieren kann.

Natürlich sind alle Namen in den Beispielen geändert, meist auch die Beschreibung des sozialen Umfelds, um die Anonymität der Personen zu gewährleisten. In einigen Kapiteln haben wir Abschnitte unseres inzwischen vergriffenen Buches „Wecke doch die Liebe auf!“ aktualisiert und erweitert übernommen.

Bevor Sie weiterlesen, möchten wir Ihnen versichern: Es gibt keine *perfekte* Ehe und kein *vollkommenes* Sexleben. Beim Sex geht es nicht um Leistung, sondern um genießen, einander Freude schenken und voneinander lernen. Zünden Sie das Feuer im Kamin an und entspannen Sie sich. Wir wünschen Ihnen viel Vergnügen beim Lesen – und beim Lieben!

Ein ganz normaler Abend

Sie: Schatz, lass uns ins Bett gehen, es ist schon spät.
Er *(noch am Computer):* Ja, ich komme gleich. Nur noch diesen letzten Satz für den Artikel, der morgen fertig sein muss.
Sie *(ahnend, dass letzte Sätze lange dauern können):* Okay, ich lese noch ein wenig, aber beeil dich, sonst schlafe ich ein.
Er *(beflügelt durch ihre verheißungsvolle Antwort):* Bin gleich fertig!
Sie *(putzt sich die Zähne).*

Dreißig Minuten später:
Er *(kommt vorsichtig ins Schlafzimmer):* Endlich, fertig!
Sie *(hat das Licht schon ausgeschaltet).*
Er *(schlüpft zu ihr ins Bett):* Schläfst du schon?
Sie: Ich war gerade dabei einzuschlafen. Warum?
Er *(gerade noch voller Selbstvorwürfe, weil es zum erhofften Sex wohl wieder nicht kommen würde, schöpft neue Hoffnung, tastet mit seiner Hand nach ihrer Brust).*
Sie *(streicht kurz über seinen Unterarm).*
Er …
Sie …

Kennen Sie das? Läuft das bei Ihnen auch öfters so ab? Wenn Sie, liebe Leserin, lieber Leser, diese Szene weiterschreiben könnten: Wie würde die Geschichte ausgehen? Wären Sie versucht, mit der klischeehaften Pointe „War wohl nix“ abzuschließen, oder würden Sie den beiden noch eine romantische Begegnung gönnen? Vielleicht möchten Sie auch Ihren Partner bitten, die Geschichte fertig zu erzählen, und entscheiden dann, welche Version Ihnen beiden besser gefällt.

Tatsache ist: Viele Ehepaare in der ganzen Welt scheinen zwischen Berufsstress, Kindererziehung, Hobbys und anderen Herausforderungen noch ein halbwegs intaktes Sexualleben zu erhalten. Ihnen ist gerade die starke Verbindung zwischen ihrem Intimleben und ihrem Alltagsleben bewusst. Zugegeben, ihr Sexleben ist nicht immer gleich ekstatisch. Manchmal ist es gerade noch entspannend, phasenweise kann es auch mühsam sein. Dennoch möchten wir unsere Leser und Leserinnen darin bestärken: Halten Sie fest an dieser besonderen Art, einander zu beschenken und zu beglücken. Die Freude, die Sie miteinander im Bett genießen, versorgt Sie mit positiver Energie für die vielen Aufgaben, die Sie während des Tages zu erledigen haben.

Allerdings sollten Sie sich als Unterstützung für Ihr Intimleben nicht zu sehr an der Botschaft von Liebesfilmen orientieren. Hollywood bereitet dieses Thema häufig nach einem immer gleichen romantischen Klischee auf: Fescher Mann trifft schöne Frau mit toller Figur. Sie verlieben sich. Kurz danach finden sie sich im Bett wieder, wo sie ekstatischen Sex miteinander erleben. Die Hauptdarsteller sind gut aussehend und sympathisch, ihre Gefühle füreinander sind stark, und ihre sexuelle Begegnung ist aufregend. Falls sie verheiratet sind, dann nicht mit dem momentanen Sexpartner!

Weil in den Medien, einschließlich der Filmindustrie,

Sex meist nur außerhalb der Ehe als faszinierend und normal präsentiert wird, kommen viele zu dem Schluss, dass Sex und Ehe eigentlich wenig miteinander zu tun haben. Dies spiegelt ein verzerrtes Bild von Sex wieder, das wir in diesem Buch korrigieren und ergänzen möchten: Wir sehen Sex als Gottes Hochzeitsgeschenk an die Liebenden.

Der spezifische Zweck von Sex liegt in der Stärkung und Bereicherung der partnerschaftlichen Beziehung von Mann und Frau, die einander in Treue verbunden sind.

Folgende vier Merkmale sind in diesem Geschenk enthalten:

- Körperliche Lust und Entspannung erleben,
- einander beschenken,
- Geborgenheit erfahren und
- Leben weitergeben.

Sex als schöpferische Quelle

Lust und Entspannung genießen

Unser Körper ist so konzipiert, dass wir durch unsere Sexualität viel Freude erleben können. Durch unser intimes Zusammensein dürfen wir lustvolles Vergnügen und körperliche Entspannung erleben. Ein Ehepaar hat es einmal so ausgedrückt: „Sex ist das Öl im Getriebe! Wenn wir unser Sexleben richtig genießen können, dann geht alles andere in unserem Alltag ein bisschen leichter."

In unserer eigenen Ehe empfinden wir eine schöne intime Stunde wie einen Miniurlaub, wo wir für eine kurze Zeit abschalten können von allen Sorgen und Verantwortungen des Tages. Wir können unbeschwert spielen wie Kinder, uns entspannen und dann anschließend angenehm müde und zufrieden aneinanderkuscheln. Es tut einfach gut, sich in den Armen des Partners gehen zu lassen und gemeinsam ein schönes Erlebnis zu genießen.

Einander beschenken

Die sexuelle Liebesbezeugung ist ein gemeinsames Unternehmen. Wenn ein Partner immer passiv ist oder an dem ganzen Geschehen wenig Interesse zeigt, ist das für den anderen ziemlich frustrierend. Sex kann nur wirklich schön sein, wenn es eine freiwillige Zusammenarbeit ist. Wir verwenden hier absichtlich das Wort „Arbeit". Dieser Aspekt gehört nämlich dazu: Wir sind zu zweit unterwegs und streben ein gemeinsames Ziel an. Wir dürfen uns gegenseitig dienen und versuchen, dem Partner ein tief erfüllendes sexuelles Erlebnis zu ermöglichen. Dabei tut es gut zu wissen, dass der andere auch überlegt, wie er mir Freude schenken und mich glücklich machen kann, und dass er es nicht als Last empfindet, sondern als Vergnügen.

Das ist vor allem dann entscheidend, wenn einer im Moment keinen Sex bräuchte, der andere ihn aber dazu einlädt. Dieses Schenken und Erwidern im sexuellen Bereich hilft uns, auch im Alltag unsere Ehe so zu leben. Eigentlich ist das, was im Bett passiert, ein Symbol für das übrige Eheleben: Gemeinsam miteinander unterwegs sein, einander unterstützen, Mut machen und Freude bereiten.

Beieinander geborgen sein

Durch den Liebesakt erfahren wir körperliche Einheit und drücken gleichzeitig unsere seelische und geistliche Einheit aus. In den Armen des Partners erleben wir Geborgenheit und das wunderbare Gefühl, angenommen, geschätzt und geliebt zu sein. Bei wem sonst kann ich körperlich und seelisch nackt sein, ohne mich zu schämen? Eine glückliche Ehe soll ein Ort der Geborgenheit sein, wo beide ihre Masken fallen lassen können, damit sich jeder seiner Lust und auch dem anderen ganz hingeben kann. Wenn ein Ehepaar sein Intimleben genießt und pflegt, dann strahlen die beiden eine besondere Freude und Zufriedenheit aus, was auch einen positiven Einfluss auf die Kinder hat. Wenn Kinder nämlich spüren, dass ihre

Eltern sich gern haben, entwickeln sie leichter Sicherheit, Lebensfreude und eine gesunde sexuelle Identität.

In diesem Zusammenhang spielt auch die Bereitschaft zum Verzichten eine wichtige Rolle. Jede Beziehung kann verdorben werden durch einseitiges oder egoistisches Verhalten. Das gilt auch für das Verhalten beim Sex. Sexuelle Lust und erotische Freude können nur dann dauerhaft erlebt werden, wenn beide Partner auch zwischendurch auf Wünsche verzichten, wenn sie also ihre eigenen Wünsche für das Wohlergehen ihres Partners zurückstellen. Fordern Sie von Ihrem Partner kein Verhalten ein, das dieser als erniedrigend oder verletzend empfinden würde.

Leben weitergeben

Eine herrliche und verantwortungsvolle Aufgabe der Sexualität ist die Weitergabe des Lebens. Leider wurde dies in den Kirchen über Jahrhunderte als ausschließliche Bedeutung gelehrt. Sexualität war dazu da, um Kinder zu bekommen (nicht um zusammen Spaß zu haben oder einander Liebe zu schenken). Paare durften nur dann zusammenkommen, wenn sie ein Kind zeugen wollten oder zum Mindesten für eine Zeugung offen waren. Dadurch wurde die eheliche Sexualität fast nur auf die Fortpflanzungsfunktion beschränkt, und andere wichtige Bedeutungen kamen kaum zur Geltung.

Natürlich kann es wunderschön sein, wenn Paare beim Liebesakt für Nachwuchs offen sind oder dabei gar bewusst planen, ein Kind zu zeugen. Dadurch bekommt ihr Zusammensein eine ganz neue Dimension. Aber die Sexualität ist auch ein Geschenk der Partner füreinander und braucht keinen anderen Zweck. In der zweiten Hälfte des Lebens oder wenn ein Paar aus medizinischen Gründen keine Kinder bekommen kann, tritt die Aufgabe, Leben weiterzugeben, ganz offensichtlich zurück. Darauf werden wir später noch eingehen.

Wie die Partner mit ihrer Fruchtbarkeit umgehen, ist die Entscheidung eines jeden einzelnen Paares. Diese Entscheidung sollte, wenn möglich, in gemeinsamer Verantwortung getroffen werden. Die Art der Empfängnisregelung wird wahrscheinlich in den verschiedenen „Jahreszeiten“ einer Ehe jeweils anders ausfallen.

Paardialog

- Welcher dieser vier Aspekte ist für dich besonders wichtig?

Mythen und Märchen über Sexualität

Auf vier Ebenen kann das Geschenk der Sexualität erlebt werden: Indem wir körperliche Lust und Entspannung genießen, einander beschenken, Geborgenheit erfahren und Leben weitergeben.

Wie wir wissen, ist das für die meisten gar nicht so leicht zu erreichen. In unserer langjährigen Ehe haben wir neben vielen positiven Erfahrungen auch manche Enttäuschungen erlebt und einige Probleme gemeinsam bewältigt. Die meisten glauben, sie seien die Einzigen, bei denen es im Bett nicht immer so klappt, wie es uns in Zeitschriften oder Romanen geschildert wird. Aber Tatsache ist: Mindestens die Hälfte aller Ehen ist irgendwann einmal mit sexuellen Schwierigkeiten konfrontiert.

Jedes Paar kennt Phasen, in denen es hin und wieder schlechter geht. Aber niemand spricht darüber! Bei einem unserer Eheseminare gab es die Möglichkeit eines persönlichen Gesprächs mit uns. Vier junge Paare nahmen die Gelegenheit wahr, um über ihr spezifisches Anliegen zu reden, und alle vier Gespräche verliefen ähnlich. Sie traten schüchtern ins Gesprächszimmer, setzten sich hin und sagten verlegen: „Hm …, tja … Es geht um unser Intimleben, wir haben da einige Schwierigkeiten."

Wovon sie berichteten, waren keine außergewöhnlichen Probleme. Es waren ganz normale Schwierigkeiten, mit denen auch viele andere Paare zu kämpfen haben. Sie hatten geglaubt, sie seien die Einzigen, denen es so ging. Es scheint, dass sexuelle Probleme in der Ehe für viele das bestgehütete Geheimnis unserer Gesellschaft sind.

Gleichzeitig ist aber die Sexualität so wichtig für eine Paarbeziehung. Es ist interessant zu beobachten, wie sich das Sexleben eines Paares auf das seelische Wohlbefinden auswirkt. Der Sexualtherapeut Barry McCarthy behauptet: „Wenn die Sexualität funktioniert, spielt sie eine wichtige, positive, jedoch nicht vorherrschende Rolle für eine gelingende Beziehung. Wenn Sex nicht funktioniert, also problematisch oder nicht vorhanden ist, dann spielt dies eine unverhältnismäßig gewichtige Rolle, etwa 50 bis 70 Prozent, und beraubt die Beziehung ihrer Freude und Vitalität. Paradoxerweise ist also der negative Einfluss von schlechtem Sex auf die Ehe viel stärker als der positive Einfluss von gutem Sex."[1]

Weil Sexualität für das Gelingen einer Ehe eine wesentliche Rolle spielt, zeigen wir einige Faktoren auf, die zu einer erfüllten Liebesbeziehung beitragen. Gleichzeitig weisen wir auf einige Hindernisse und auf Möglichkeiten hin, diesen vorzubeugen oder sie zu überwinden. Weil unsere Erwartungen unsere subjektive Zufriedenheit beeinflussen, wollen wir zunächst einige Mythen und Märchen näher untersuchen.

Mythos 1: Unsere Liebe zueinander wird immer so romantisch und leidenschaftlich bleiben wie in der Verliebtheitsphase

Unsere westliche Kultur ist gefesselt von romantischen Liebesvorstellungen – sowohl für die Ehe als auch für die Sexualität. In Filmen, Liedern und Romanen ist die romantische Liebe der Grund dafür, warum sich Leute treffen, Sex miteinander haben und heiraten. Aber diese erste romantische Liebe „überlebt" nur zwischen sechs

Monaten und maximal zwei Jahren. Oft dauert sie nicht einmal bis zur Eheschließung an.

Wir müssen deshalb unterscheiden zwischen einer romantischen, leidenschaftlichen Verliebtheit, die oft in einer neuen Beziehung erlebt wird, und einer gereiften romantischen Liebe, die sich in einer langjährigen Partnerschaft entwickelt. Die Ehetherapeutin Patricia Love beschreibt diese erste Art von Liebe als einen „entzückenden, kurzlebigen, veränderten Bewusstseinszustand“[2]. In der Verliebtheitsphase produziert der Körper eine bestimmte hormonelle Mischung, die ein natürliches Hochgefühl bewirkt – ähnlich der Euphorie, die durch Drogen erzeugt wird. Kein Wunder, dass manche Menschen davon „süchtig“ werden und dauernd neue Partner suchen, um dieses Verliebtheitsgefühl immer wieder zu erleben.

Pia kam besorgt über ihr mangelndes Interesse an Sex in die Beratung. Sie hatte mit ihrem Mann einige Jahre zusammengewohnt, bevor sie vor fünf Jahren geheiratet hatten. „Wir hatten am Anfang unserer Beziehung tollen Sex“, berichtete sie uns. „Jedes Mal, wenn wir miteinander geschlafen haben, war es aufregend und ekstatisch! Sex war damals die stärkste Bindung zwischen uns, und jetzt läuft gar nichts mehr.“

Pia wusste nicht, dass das, was sie erlebte, für viele Paare typisch ist. Auch McCarthy vergleicht Sex während der idealisierten, romantischen Liebe mit einer chemischen Reaktion, die hell und intensiv brennt, aber eher kurzlebig ist.[3] Immer wieder berichten Paare, dass sie den besten Sex am Anfang ihrer Beziehung genossen haben. Vielleicht hatte Sex keine besonders hohe Qualität, aber er war häufig und aufregend.

Diese Art von romantischem, leidenschaftlichem Sex bleibt nicht auf Dauer erhalten. So schön, wie es ist, verliebt zu sein, kommen wir alle irgendwann wieder auf den Boden der Realität. Idealerweise verändert sich die anfänglich romantische Liebe hin zu einer reifen emotionalen Intimität. Man kann dann im sexuellen Erleben von einer Verwandlung von *„neu und intensiv"* zu *„intim und gegenseitig"* sprechen. Es ist also *schon am Anfang* der Ehe ein lohnendes Ziel, ein Sexualverhalten zu entwickeln, das für Sie beide wohltuend und befriedigend ist.

Mythos 2: Sex wird jedes Mal so aufregend, ekstatisch und abenteuerlich sein wie in den Filmen

Wie eingangs erwähnt, zeigen die meisten Filme nicht eheliche Sexualität, sondern außereheliche sexuelle Erlebnisse. Empirisch gesehen haben jedoch verheiratete Paare öfter und mehr befriedigenden Sex als Unverheiratete, und die Mehrzahl von sexuellen Erfahrungen in einer Gesellschaft werden innerhalb der Ehe gemacht. Eine realistische Erwartung für ein Ehepaar sieht folgendermaßen aus. Im statistischen Durchschnitt werden

- 50% der sexuellen Erfahrungen für beide Partner *zufriedenstellend* sein,
- 20% für den einen oder den anderen (öfter für den Mann) *sehr gut,*
- 20% *akzeptabel,* aber nicht bemerkenswert und
- 10% *mittelmäßig* oder eher unbefriedigend.

Was Erwartungen und Reaktionen betrifft, möchten wir besonders auf die letzte Kategorie hinweisen: Sie sollten damit rechnen, dass Sie ab und zu ein unbefriedigendes sexuelles Erlebnis haben. Das gehört zum Leben! Wenn

Sie sich dadurch nicht beunruhigen lassen, werden Sie auf Dauer ein unkompliziertes, dynamisches Sexualleben genießen können.

Mythos 3: Mein Partner und ich werden immer die gleiche Sehnsucht nach Intimität spüren und dieselbe Vorstellung davon haben, wie oft wir miteinander schlafen und wie abwechslungsreich wir unser Liebesleben gestalten wollen

Bei glücklichen Paaren, die ihr Sexualleben als zufriedenstellend beschreiben, werden Erregung, Orgasmus oder Befriedigungen in weniger als der Hälfte ihrer sexuellen Begegnung von beiden Seiten gleich erlebt. Mit anderen Worten: Selbst bei der Mehrzahl der hochzufriedenen Paare kommt das Idealszenario nicht vor. Wenn Paare eine solche Erfahrung ein bis zweimal im Monat machen, können sie sich glücklich schätzen.

Bei den meisten Paaren möchte ein Partner öfter sexuell aktiv sein als der andere. Wünsche nach Häufigkeit, Vielfalt oder der idealen Atmosphäre klaffen oft sehr weit auseinander. Die Vorstellung von rascher, intensiver Leidenschaft und außergewöhnlicher Erotik, die keiner Kommunikation bedarf, wird auch in Zukunft ein Märchen bleiben. Es wäre ein Irrtum zu meinen: „Wenn man einander liebt, klappt Sex ganz natürlich.“

Mythos 4: Wir werden uns einig sein über das Tempo und den Ausdruck unseres Liebeslebens

Auch über das Tempo und die Atmosphäre des Liebeslebens gibt es unterschiedliche Vorstellungen von Mann und Frau, die sich zudem noch im Laufe der Zeit ändern.

Das Herzstück der Sexualität ist das gegenseitige Schenken und Empfangen genussvoller Berührungen, samt liebevoller Blicke und Worte, die dazu gehören. Zu gutem Sex gehört viel mehr als nur der Geschlechtsakt. McCarthy verwendet die Metapher von einem Auto mit fünf Gängen[4]:

Beim „ersten Gang" geht es um zärtliche (nicht-erotische) Berührungen wie Umarmen, leichtes Küssen und Händehalten, Massieren …

Der „zweite Gang" erlaubt sinnlich-erotische, jedoch nicht genitale Berührungen, zum Beispiel gemeinsam duschen, im Bett zusammen kuscheln (leicht- oder unbekleidet), intensives Küssen …

Der „dritte Gang" schließt lustvolle, spielerische, auch genitale Berührungen mit ein, zum Beispiel beim Schmusen auf der Couch, bei einem erotischen Tanz im Schlafzimmer oder beim sinnlichen Streicheln in der Badewanne.

Im „vierten Gang" befindet sich ein Paar, wenn ein Partner den anderen manuell, oral oder anderswie erregend stimuliert, was für einen oder beide auch zum Orgasmus führen kann.

Der „fünfte und letzte Gang" führt zur sexuellen Vereinigung.

Arthur: „Ich kann mir vorstellen, dass viele Frauen dieses Modell schätzen, vor allem die ersten drei Gänge. Tatsache ist, dass wir Männer, egal, ob wir mit Benzin oder Testosteron fahren, meist lieber im fünften Gang unterwegs sind und den ersten nur dann einlegen, wenn es sehr steil bergauf geht. Doch gewinnt jeder Mann das Herz seiner Frau, wenn er sie liebevoll berühren kann, ohne

Geschlechtsverkehr zu fordern. Vielleicht lernt er mit der Zeit sogar selber das Schöne am gemütlichen ‚Spazierenfahren' zu schätzen. Wenn beide Partner in verschiedenen Situationen jede einzelne dieser fünf Stufen als wertvoll und schön genießen können, haben sie die Möglichkeiten für erfüllte Intimität wesentlich erweitert."

Paardialog

- Was hat sich seit Beginn unserer sexuellen Beziehung für dich am meisten zum Positiven verändert?
- Welche Wünsche hast du im Moment, um unser Sexleben zu verbessern?
- Was bedeutet es für dich, „im zweiten" oder „dritten Gang" zu fahren?

Verlangen wiederbeleben

Einer der häufigsten Gründe für Ehepaare, professionelle Hilfe zu suchen, ist die Unterschiedlichkeit in ihrem sexuellen Verlangen. Wenn ein Partner sich öfters nach sexueller Begegnung sehnt, während der/die andere wenig oder kein Interesse an Sex zeigt, dann haben beide ein Problem. Am Anfang einer Beziehung ist das sexuelle Verlangen und die Leidenschaft meistens kein Thema. In der Verliebtheitsphase, in der wir unter dem Einfluss eines „chemischen Cocktails" stehen, sehnen wir uns nach dem/der Geliebten und können oft an nichts anderes denken als an die Verschmelzung mit ihm/ihr. Wenn dann die Flammen der Leidenschaft nicht mehr so ungestüm flackern, wird uns bewusst, wie unterschiedlich der sexuelle Appetit sein kann.

Es gibt verschiedene Gründe, warum Verlangen im Laufe einer Ehe verloren geht. Zuerst gibt es physische Ereignisse wie Schwangerschaft und Geburt, hormonelle Veränderungen, Alterungsprozess, Krankheit oder Medikamente wie etwa gegen Depressionen. Andere Faktoren wie Erschöpfung oder Stress tun ihren Teil, um sexuelle Sehnsucht und Interesse zu vermindern. Vor mehreren Jahren ergab die Studie „Sex in America" (Michael/Gagnon/Laumann/Kolata), dass in den USA jedes fünfte Ehepaar weniger als zehnmal pro Jahr Geschlechtsverkehr hatte. Wir schätzen heute die Zahlen im deutschsprachigen Raum aufgrund unserer Erfahrung in der Beratung ähnlich ein. Sexualtherapeuten nennen solche Partnerschaften „asexuelle Beziehungen". Woran kann es liegen, dass sogar relative junge, gesunde Paare so wenig Verlangen nach Sex haben?

Sex auf Sparflamme

Es gibt verschiedene Vermutungen über die Ursachen für dieses Phänomen, von denen wir zwei Möglichkeiten herausgreifen möchten. Zum einen ist es die Hektik des Alltags, die das sexuelle Interesse beeinträchtigt. Manchmal ist das Leben einfach so voll, dass keine Zeit oder Energie für Romantik übrig bleibt. Wenn beide Partner berufstätig sind, ringen sie darum, alles unter einen Hut zu bringen – Haushalt, Kindererziehung, berufliche Herausforderung, gesellschaftliche Verpflichtungen und Engagement in einer Gemeinde. Es bleibt kaum Zeit zum Atemholen, geschweige denn eine ruhige Stunde, um Zärtlichkeiten auszutauschen. Wenn dann die Frau das Gefühl hat, dass die Hauptverantwortung der Kindererziehung und des Haushalts auf ihren Schultern liegt, können sich zudem Bitterkeit und Ressentiment breit machen. Erschöpfung, Stress und Unmut erzeugen keine günstigen Bedingungen für Romantik und Intimität.

Nicht nur der Beruf fordert uns manchmal so stark, dass für nichts anderes mehr Raum bleibt. Es gibt auch zeitlich begrenzte Situationen, wie zum Beispiel Hausbau oder Umzug, die von uns sehr viel Kraft abverlangen. Gerade in solchen stressvollen Zeiten brauchen wir aber die liebende Zuwendung und Geborgenheit umso mehr. Auch wenn Zeit und Ruhe für eine schöne intime Stunde fehlen, sollte eine kurze Umarmung in der Küche oder eine Rückenmassage am Abend möglich sein. In diesen Phasen sind Flexibilität und Kreativität zwei unentbehrliche Eigenschaften für Partner, die sich ihr Liebesleben und ihre Freundschaft bewahren wollen.

Tipps

- Wenn Sie Ihrem Partner das nächste Mal begegnen, schauen Sie ihm/ihr fünf Sekunden bewusst in die Augen und sagen Sie ihm/ihr, was Sie an ihm/ihr besonders schätzen.
- Geben Sie Ihrem Partner in der kommenden Woche täglich eine feste Umarmung und/oder einen längeren Kuss – und zwar außerhalb des Schlafzimmers!

Nicht nur Mama und Papa

Häufig definieren sich Paare mit der Zeit hauptsächlich über ihre Elternfunktion. Man erkennt solche Paare daran, dass sie sich gegenseitig als „Mama" und „Papa" anreden, auch wenn keine Kinder im Raum sind oder diese schon längst erwachsen sind. Kindererziehung ist zwar ein wichtiger Aspekt von Elternschaft, darf aber nicht das Gesamtziel der Ehe werden. Wenn sich eine Ehe zu sehr auf Kinder konzentriert und die Eltern ihre eigenen Bedürfnisse als Ehepartner und Liebhaber nicht mehr wahrnehmen, dann leidet ihre Beziehung darunter.

Wenn Sie junge Eltern sind, legen wir Ihnen ans Herz, Ihre Paarbeziehung zu pflegen und ein regelmäßiges Intimleben aufrechtzuerhalten. Kinder sind Gäste, die kommen und dann wieder gehen. Nach zwanzig Jahren, wenn das letzte Kind das Haus verlässt, bleiben Sie beide als Paar zurück. Wenn Sie Ihre Liebesbeziehung gepflegt und immer wieder eine erfrischende „Zeit zu zweit" eingeplant haben, werden Sie auch noch im Herbst des Lebens eine schöne Beziehung genießen können.

Just do it!

Eine positive Einstellung zu Sex fördert die Sehnsucht nach Intimität, nach dem Motto: „Wir dürfen uns das gönnen!" Eheliche Sexualität ist ja unter anderem dazu da, dass sie die Beziehung belebt und angenehme Gefühle in uns weckt. Auch wenn es manchmal zu Störungen kommt (frühzeitiger Samenerguss, kein Orgasmus usw.) oder zu Unstimmigkeiten („Wie oft?" oder: „Wer ergreift Initiative?"), sollten Sie nicht aufgeben. Sexualtherapeuten warnen: Wenn Sex über einen längeren Zeitraum hinweg weniger als zweimal pro Monat vorkommt, können Paare unsicher werden und in einen Teufelskreis aus Angst, Anspannung, unbefriedigendem Sex und schließlich in die „Vermeidungsfalle" geraten.

Eine sexuelle Vermeidungshaltung behindert Intimität und stört die Lebendigkeit der Ehebeziehung.

Just do it! – das Motto einer erfolgreichen Sportmarke –, gilt auch für Ehepaare. Vor allem Frauen, die länger verheiratet sind, sollten nicht warten, bis sie „Verlangen" nach Sex spüren. Wenn Sie meinen, liebe Leserin, Sie bräuchten zuerst jenes „prickelnde Gefühl im Bauch", können Sie unter Umständen lange warten. Oft kommt das Verlangen erst *während* der Erregung. Es ist manchmal klug, über den eigenen Schatten zu springen und Sex zu initiieren. Viele Frauen berichten, dass sie erst nach und nach in Stimmung kommen, nachdem sie einmal mit dem Liebkosen angefangen haben. Also, *just do it!*

Elizabeth: „Es ist besonders für uns Frauen wichtig, das Feuer der Erotik nicht verlöschen zu lassen, denn sexuell aktiv zu sein, setzt genau jene Stoffe frei, die uns Frauen in romantische Stimmung bringen. Ich habe das vor einiger Zeit bei mir selbst festgestellt. Wenn Arthur und ich längere Zeit keinen Sex miteinander hatten, kam ich aus der Übung und vergaß, wie schön das ist. Sobald wir dann wieder zusammen waren, habe ich es genossen und mir vorgenommen, bis zum nächsten Mal nicht mehr so lange zu warten!"

Sex nach Terminplan

Viele Paare haben die Vorteile von „eingeplantem Sex" entdeckt. Anderen mag das lächerlich oder zwanghaft vorkommen. Sie sind überzeugt, dass Sex spontan sein sollte, etwas, das mich einfach überkommt. Aber alle anderen wichtigen Ereignisse tragen wir auch in unseren Terminkalender ein, damit wir sicher gehen, sie nicht zu verpassen. Warum nicht dieses wesentliche Element unserer Ehe?

Eingeplanter Sex hat mehrere Vorteile: Zunächst fällt die Entscheidung weg, wer die Initiative ergreifen soll. Niemand muss das Risiko eingehen, eventuell abgelehnt zu werden, weil beide sich bereits für einen Zeitpunkt entschieden haben. Gerade für den Partner mit größerem Verlangen kann es hilfreich sein zu wissen, wann seine/ihre Sehnsüchte gestillt werden.

Umgekehrt gibt ein gemeinsam geplanter Termin dem

Partner mit weniger sexuellem Begehren Zeit, in Stimmung zu kommen. Weil Sex im Kopf beginnt, hat diese Person die Möglichkeit, ihre Gedanken so zu lenken, damit sie ihrem Partner mit positiver Erwartung und Freude begegnen kann. Jeder Mensch ist in erster Linie selbst verantwortlich für sein Verlangen, seine Erregung, seinen Orgasmus und seine Befriedigung. Natürlich ist ehelicher Sex eine Kombination von persönlicher Verantwortung und Teamgeist. Aber die Person mit weniger sexuellem Interesse kann selbst einiges tun, um die „Ausgangsbedingungen" zu optimieren und ihrem Partner entgegenzukommen, um ihm/ihr damit ihre Liebe zu zeigen.

Manchmal müssen Frauen immer wieder einen grundsätzlichen Entschluss fassen, sexuell aktiv zu sein, nach dem Motto: „Ich bin ein sexuelles Wesen und ich will Sex genießen." Dann kann sie selbst entdecken, wie sie sich innerlich auf eine sexuelle Begegnung vorbereiten möchte und was ihr hilft, „in Fahrt zu kommen". Es gibt bestimmte Bücher und Filme, die ihre Gedanken in diese Richtung lenken können. Wenn sie sich entsprechend feminin und anziehend kleidet, fühlt sie sich vielleicht auch sexy. Manchmal hilft es, wenn Sie sich erotische Szenen vorstellen, wie Sie Ihren Mann verführen können.

Ein anderer Vorteil von geplantem Sex liegt in der Möglichkeit, äußere Bedingungen so günstig wie möglich zu gestalten. Vielleicht machen Sie einen Mittagsschlaf, damit Sie am Abend frisch und wach sind. Viele Frauen fühlen sich eher sexy und erotisch, wenn sie geduscht und ihre Beine frisch rasiert sind. Ebenso schätzen sie einen Liebhaber, der sauber ist und gut riecht. Auch die Raumgestaltung kann einen Einfluss auf das Intimleben haben. Die meisten Paare finden es leichter, in Stimmung zu kommen, wenn das Schlafzimmer aufgeräumt ist und kleine Lampen einen sanften Schimmer verbreiten.

Schließlich können Sie, wenn Sie Sex vorausplanen, auch Ihre bevorzugte Tageszeit wählen. Einige lieben Sex am Morgen, wenn sie gut ausgeschlafen sind und noch keine Sorgen im Kopf haben. Andere bevorzugen den Abend, wenn der Tag gelaufen ist und sie abschalten können, um eine romantische „Zeit zu zweit" zu genießen und gleichzeitig Stress abzubauen. Wie wäre es mit einem „Mittwochabend-Stress-Abbautermin" und dann einem „Samstagnachmittag-Romantik-Rendez-vous", während die Kleinen bei ihren Freunden einen Kinderfilm anschauen? Sex nach Terminplan erleichtert es, dass beide auf ihre Kosten kommen.

Tipp

- Schreiben Sie „Sex" (oder ein gemeinsames Geheimwort) in den Terminkalender Ihres Partners, an einem Tag, wo Sie ihn/sie besonders dazu einladen möchten.
- Vielleicht möchten Sie dazu noch eine kleine Überraschung planen, Ihr Liebesspiel im Bad beginnen oder in einem Raum, wo Sie sich bisher noch nie geliebt haben.

Neues ausprobieren

Erkenntnisse aus der Gehirnforschung geben Hinweise darauf, dass ein gewisses Maß an Aufregung eine Ehe lebendig und spritzig hält.[5] Paare, die miteinander immer wieder etwas Neues unternehmen, haben bessere Chancen, auch nach vielen Ehejahren füreinander romantische Gefühle zu hegen. Ganz egal, ob das ein Sprachkurs ist, eine neue Sportart, die Reise in ein fremdes Land oder ein noch nie besuchtes Restaurant in der Stadt – wenn Sie sich auf solche „Abenteuer" einlassen und miteinander neue Dinge erleben, passiert in Ihrem Gehirn etwas, das der Gehirnaktivität von frisch Verliebten ähnelt. Sie können auf diese Art wieder „Schmetterlinge im Bauch" fühlen, wie Sie sie in der aufregenden Anfangszeit Ihrer Beziehung erlebt haben.

Elizabeth: „Ich kann mich noch gut an einen Campingurlaub mit einem alten Wohnwagen erinnern, den wir von Freunden ausgeliehen hatten. In der dritten Nacht, weit weg von zu Hause, fing es stark zu regnen an. Mit Entsetzen entdeckten wir, dass die Öffnung direkt über unserem Bett undicht war. Etwas besorgt und skeptisch beobachtete ich, wie sich mein einfallsreicher Mann mit dem Problem beschäftigte und bald eine geniale Lösung fand. Arthur schaffte es, einen kleinen Kübel an der Decke zu montieren, der das Wasser auffing und uns zu einer trockenen Nacht verhalf. Als wir dann unter diesem Kübel wieder ins Bett krochen, fingen wir an, über diese komische Situation zu lachen. In dem Moment merkte ich, wie außerordentlich ich diesen kreativen Mann liebe und wie sehr ich ihn begehrte. Es folgte eine heiße Liebesnacht, trotz (oder vielleicht wegen!) der Gefahr einer kalten Dusche."

Selbstannahme und Selbstwertschätzung

Einstellung zum eigenen Körper

Wenn Probleme unsere sexuelle Beziehung belasten, liegen die Wurzeln möglicherweise in unserer Einstellung zu uns selbst. In unserer Praxis begegnen wir immer wieder Menschen, die sich selbst nicht richtig annehmen können. Sie fühlen sich nicht wertvoll und können sich deshalb nicht vorstellen, dass jemand anderes sie wirklich gern haben könnte.

Dieser Mangel an gesunder Selbstliebe ist problematisch für jede Beziehung, aber sie bedeutet eine extra Belastung für die Ehe und besonders für den sexuellen Bereich. Eine Frau, die mit ihrem Aussehen oder ihrem Körper unzufrieden ist, kann sich im Schlafzimmer schwer entspannen. Sie schämt sich, nackt zu sein, und spürt wahrscheinlich einen Widerstand, sich ganz ihrem Mann hinzugeben. Ähnlich kann es für einen Mann sein, der an seiner Männlichkeit zweifelt. Aus Angst, im Bett zu versagen, wird er sich eine Zeit lang übermäßig bemühen, aber vielleicht dabei seine eigenen Bedürfnisse übergehen.

Elizabeth: „Wenn wir uns sexuell begegnen, machen wir uns verwundbar. Mein Mann darf mich sehen und kennen auf eine Art und Weise wie sonst niemand in meinem Leben. Wenn er mich annimmt, wie ich bin, und sogar seine Freude an mir ausdrückt, dann fühle ich mich bestätigt und bestärkt. Das hilft mir zu einem positiven Selbstbewusstsein. Ich habe mich als Mädchen sehr früh entwickelt. Mit zwölf Jahren hatte ich schon die kurvenreiche Figur einer jungen Frau. Ich hatte Schwierigkeiten, meinen Busen, der meiner Meinung nach viel zu groß war, zu akzeptieren. Als ich dann mit siebenundzwanzig Jahren heiratete, merkte ich erfreut, wie Arthur meinen Körper als wunderbar ansah und besonders meinen Busen mochte. Seine Wertschätzung half mir, meinen Körper dankbar anzunehmen."

Inzwischen wissen wir, dass fast jede Frau irgendetwas an ihrer Figur auszusetzen hat. Oder kennen Sie eine Frau, die mit ihrem Aussehen hundertprozentig zufrieden ist? Unsere Gesellschaft macht es uns mit dem unrealistischen Vorbild junger, super-schlanker „Barbie-Figuren" in der Werbung zudem nicht leichter.

Für den Mann ist es nicht so sehr die äußere Erscheinung, die ihn ins Wanken bringt, als vielmehr die Angst zu versagen. Kritisieren Sie deshalb aneinander nie das körperliche Erscheinungsbild oder Ihre Fähigkeit als Liebhaber/Geliebte, sondern bemühen Sie sich, einen positiven Einfluss auf die Selbstannahme Ihres Partners zu nehmen. Die folgende Geschichte von Jonny Lingo und Sarita gibt uns ein Beispiel dafür.

Acht Kühe für eine Frau

Die Geschichte einer Brautwerbung im Pazifik (nach Patricia McGerr).

Jonny Lingo, ein wohlhabender Junggeselle, verliebte sich in ein unscheinbares Mädchen einer Nachbarinsel. Sarita war nicht nur unscheinbar, sondern mager und knochig. Sie lief mit hängenden Schultern und gesenktem Kopf durch die Gegend. Saritas Vater hoffte zwar einen Brautpreis für sie zu bekommen, fürchtete aber insgeheim, dass keiner sie haben wollte.

Auf seiner Insel war es Sitte, den Brautpreis in Kühen zu bezahlen. Die gescheitesten und schönsten Mädchen brachten bis zu fünf Kühe ein. Sam hoffte, wenigstens eine einzige Kuh für seine Tochter zu bekommen.

Eines Tages hielt Jonny um die Hand seiner Tochter an und wollte mit dem Vater über den Brautpreis verhandeln. Jonny war dafür bekannt, ein geschickter Kaufmann zu sein, während Sam im Ruf als schlechtester Kaufmann seiner Insel stand. Obwohl Jonny noch sehr jung war, galt er als reichster Mann auf seiner Insel. Sam wollte drei Kühe verlangen, aber auf zweien bestehen, bis er sicher war, dass Jonny mindestens eine bezahlen würde.

Der große Tag kam. Jonny Lingo begann die Verhandlung mit einem Angebot, das sowohl Sam als auch die ganze Insel überraschte und erfreute: „Vater von Sarita, ich biete dir acht Kühe für deine Tochter!"

Die Hochzeit fand statt. Auf beiden Inseln erzählte man sich die Geschichte mit den acht Kühen. Die Bewohner amüsierten sich noch lange darüber, wie der reiche Kaufmann von seinem Schwiegervater übers Ohr gehauen worden sei.

Eines Tages bekam Jonny Lingo Besuch von einem westlichen Gast. Der hatte Sarita noch nicht gesehen. Jonny fragte den Gast: „Sie waren doch auf der Nachbarinsel. Was sagen die Leute über mich?" Zögernd erzählte der Gast: „Man sagt, Sie hätten acht Kühe als Brautpreis bezahlt. Man fragt sich warum."

In diesem Moment betrat eine wunderschöne junge Frau das Zimmer, um einen Strauß Blumen auf den Tisch zu stellen. Sie lächelte ihrem Mann zu und ging leichten Schrittes wieder hinaus. Der Gast hatte noch nie im Leben eine so schöne Frau gesehen. Die geraden Schultern, das energische Kinn, die funkelnden Augen – all das ließ ein gesundes Selbstbewusstsein erkennen.

Mit unverkennbarem Stolz sagte Jonny Lingo: „Das ist Sarita, meine Frau."

„Aber", protestierte der Besucher, „sie ist ja wunderschön. Die Leute haben mir erzählt, sie sei eher unansehnlich und Sie hätten sich übers Ohr hauen lassen."

Jonny lächelte. „Meinen Sie, acht Kühe waren zuviel für sie?"

„Nein, keinesfalls", beteuerte der Gast, „aber wie ist es möglich, dass sie sich so verändert hat?"

Jonny wurde ernst. „Haben Sie schon einmal darüber nachgedacht, was es für eine Frau bedeuten muss zu wissen, dass ihr Mann sie für den billigsten Preis bekommen hat? Wenn die Frauen dann später zusammensitzen und sich gegenseitig zu übertrumpfen suchen, wie viel ihre Männer für sie gegeben haben, spricht die eine von vier Kühen und eine andere vielleicht sogar von sechs. Wie muss da eine Frau empfinden, die von ihrem Vater für eine oder zwei Kühe verheiratet worden ist? So etwas hätte ich meiner Sarita nicht zugemutet."

Jonny fuhr fort: „Ich wollte, dass Sarita glücklich ist. Es gibt vieles, was eine Frau verändern kann. Solange sie auf ihrer Insel lebte, hielt sie sich selbst für wertlos. Aber jetzt weiß sie, dass sie mehr wert ist als irgendeine andere Frau auf den Inseln. So konnte sie wunderschön werden.

Ich wollte Sarita heiraten und liebte sie wie keine andere. Aber ich wollte eine Frau haben, die acht Kühe wert ist."

Paardialog

- Was beeindruckt dich an dieser Geschichte?
- Wie können wir gegenseitig besser unsere Wertschätzung und Bewunderung füreinander ausdrücken?

Selbstwertschätzung und Eigenverantwortung

Was über die Einstellung zum eigenen Körper gesagt werden kann, gilt auch für die innere Einstellung zu unserer Persönlichkeit. Wir kennen viele Menschen, die außergewöhnlich begabt, attraktiv und intelligent sind. Manche davon klagen, dass sie sich stets minderwertig, unsicher und gehemmt fühlen. Sie haben Angst, ihre Freunde würden sich abwenden, wenn sie nur wüssten, wie es in ihrem Innersten aussieht.

Bei näherem Betrachten stellt sich fast immer heraus, dass solche Personen in der Kindheit nicht jene Bestätigung und jenen Schutz erhalten haben, die ein Mensch braucht, um ein gesundes Selbstbewusstsein zu entwickeln. Manchmal hat es mit Gewalt oder mit Suchtverhalten in der Familie zu tun, oft auch mit Vernachlässigung oder mangelnder Zuwendung. Je nachdem, in welcher Lebensphase hier ein Mangel an Zuwendung und Unterstützung erlebt wurde, kommt es zu Angstreaktionen und entsprechendem Selbstschutzverhalten.

Martin war gerade befördert worden. Er hatte hart dafür gearbeitet, viele Überstunden gemacht und sich für die Firma fast aufgerieben. Er hätte diesen Augenblick genießen können. Doch seine junge Ehe stand kurz vor dem Scheitern, da sich seine Frau seit Langem vernachlässigt fühlte und seine Arbeit inzwischen hasste. Zunächst blieben die Gespräche aus, später die gemeinsame Freizeit und schließlich der Sex. So hatten sie sich das gemeinsame Leben nicht vorgestellt! Eigentlich liebte Martin seine Frau über alles und wollte, dass sie glücklich und zufrieden war. Deshalb versuchte er, alle ihre Wünsche zu erfüllen, aber leider tat er das auch jedem anderen gegenüber. Da er als Kind gelernt hatte, immer für andere da zu sein und viel zu leisten, fand er es sehr schwer, Nein zu sagen. Der Beruf, die Eltern, die Kirchengemeinde hatten ihn so in Anspruch genommen, dass er immer weniger Zeit für seine eigene Familie hatte. Martin hatte, wie viele Männer, nie gelernt, eine gesunde Grenze für sein Selbst zu entwickeln.

In einer ganz anderen Situation befanden sich Stefan und Petra. Ihre beiden erwachsenen Söhne waren seit zwei Jahren selbstständig und wohnten nicht mehr zu Hause. Petra, die um der Kinder willen ihren Beruf aufgegeben hatte und gerne Mutter und Hausfrau war, fühlte sich in dieser neuen Phase des Lebens nutzlos und unbefriedigt. Ihr Mann verstand das nicht und betonte immer wieder, was für eine gute Mutter sie war und wie glücklich und zufrieden sie jetzt sein sollte. Doch Petra kämpfte seit einiger Zeit mit einer depressiven Verstimmung und spürte in ihrer Einsamkeit gegenüber Stefan zunehmend Aggressionen. Dieser zog sich in der Folge immer mehr von ihr zurück, sowohl sexuell als auch gefühlsmäßig. Jetzt, wo die Kinder endlich aus dem Haus waren, hätten sie ein schönes Leben zu zweit führen können. Stattdessen waren sie zerstritten oder distanziert.

Im Laufe mehrerer Gespräche konnte Petra erkennen, dass ihr Selbstwert nicht nur in ihrer Mutterfunktion lag. Sie machte eine Hospiz-Ausbildung und merkte dadurch, dass sie eine echte Begabung in Menschenbegleitung hat. Neben dieser neuen Aufgabe begann sie ihr früheres Hobby, das Töpfern, wieder auszuüben, besuchte alte Freundinnen und wurde offen, mit ihrem Mann einige Ausflüge in die Berge zu unternehmen. Seit Petra neuen Lebenssinn und Freude entdeckte und aufhörte, ihren Mann für ihr Glück verantwortlich zu machen, belebte sich fast wie von selbst auch ihre eingeschlafene sexuelle Beziehung.

In einer dynamischen Beziehung kommt es zu einer Wechselwirkung zwischen Geben und Nehmen der beiden Partner. Jedes Ungleichgewicht wirkt auf Dauer einengend, auch wenn es eine Zeit lang als hilfreich erlebt wird. Gerade auf dem Gebiet der Sexualität ist es für eine „Langzeit-Romantik“ wichtig, dass Sie beide Selbstbestimmung und Eigenverantwortung zeigen. Das bedeutet, Sie übernehmen Verantwortung für Ihre Gedanken, Gefühle und Wünsche und können diese auch mitteilen. Sie machen nicht den Partner verantwortlich für Ihre schlechte Laune, Ihren Ärger oder einen Misserfolg. Sie können umgekehrt auch fürsorglich und hilfsbereit sein, ohne sich übermäßig verantwortlich zu fühlen und dadurch in die Retter-Rolle zu geraten.

Tipps

- Sagen Sie Ihrem Partner spontan, was Sie an seinem/ihrem Körper bzw. Aussehen lieben. Es macht nichts, wenn Sie das schon oft gesagt haben, sofern es positiv aufgenommen wurde.
- Erfüllen Sie heute einen Wunsch Ihres Partners (Reparatur, Aufräumen, Kochen, Massieren, Ausgehen usw.).

Lebensumstände beeinflussen uns

Elizabeth: „Oft wird unser Lebensgefühl natürlich auch durch äußere Umstände beeinflusst. Wir selbst haben das einmal deutlich erlebt: Nach unseren ersten drei nicht einfachen Ehejahren vollzogen wir einen Orts- und Berufswechsel, was eine ziemlich große Umstellung mit sich brachte. Nach einigen Anfangsschwierigkeiten fassten wir bald Fuß und fühlten uns in der neuen Situation sehr wohl. Es passte alles rundherum: die Wohnung, die neue Arbeitsstelle, der Freundeskreis, die Nachbarschaft und eine lebendige Kirchengemeinde. Nach ein paar Monaten stellten wir dann fest, dass sich auch unser Sexleben um vieles verbessert hatte. Wir hatten nicht bewusst daran ‚gearbeitet' oder etwas Besonderes unternommen. Wir fragten uns, was wohl geschehen sein mochte? Im Nachhinein können wir es nur so erklären: Diese positive Veränderung in unserem Leben hat uns beiden offensichtlich gut getan, und wir haben neue Lebensfreude gewonnen. So hatten wir einander auch in unserer sexuellen Begegnung viel mehr zu geben und erlebten ein Wiedererwachen unserer Beziehung."

Mars sucht Venus

Dass Männer und Frauen in mancherlei Hinsicht so unterschiedlich sind wie Wesen von verschiedenen Planeten, haben viele schon längst geahnt. Diese Andersartigkeit zu verstehen, ist das Schöne und gleichzeitig das Schwierige an romantischen Beziehungen. Gott hat die zwei Geschlechter gleichwertig und doch komplementär geschaffen. Darum machen wir uns Menschen auf den Weg, um unsere „fehlende Rippe“ zu finden – die Person, die uns am besten ergänzt.

Der Traum des Mannes von der „Superfrau“

Viele Männer träumen von einer Traumfrau mit einer einzigartigen Kombination: Sie soll gewissenhaft, treu, verlässlich und selbstbeherrscht sein. Diese Eigenschaften allein wären für jede Frau schon eine ziemliche Herausforderung, doch der Traum des Mannes geht noch weiter. Seine Partnerin soll auch verspielt und sinnlich, impulsiv, emotional, humorvoll und voller erotischer Attraktion sein! Sie sollte sich vergessen können (nur nicht, wenn es ihrer Figur schaden könnte!) und um seinetwillen bereit sein, sexuell jederzeit neue Dinge auszuprobieren. Das ist die männliche Sehnsucht nach der „Heiligen“ und der „Hure“.

Zum einen sucht ein Mann also in der Frau die *Heilige*, die er bewundern und vorzeigen kann. Die Frau als Heilige darf auch bestimmte Ansprüche an ihn stellen. Er geht mit ihr und den Kindern zu den religiösen Hochfesten oder auch zu Gebetstreffen und bemüht sich, ein guter Familienvater zu sein. Wenn er aber immer wieder feststellen muss, dass für sie Sex nicht so wichtig ist und sie das eher nur erduldet, steigt in ihm die Frustration: Meine Frau, so vermutet er, gibt Sex, weil sie mich liebt, nicht weil sie es selbst braucht und genießt. Sie tut es aus Pflicht. Das ist das Heiligenbild, das viele Männer mit sich herumschleppen.

Dazu ein Beispiel aus Arthurs Beratungspraxis: Christa hatte eine attraktive Stimme, wenn auch ein Schmerz unüberhörbar durchklang. Sie mochte etwa fünfzig Jahre alt sein. Ihr Mann, so erklärte sie, sei in der typischen Midlife-Krise und hätte sich deshalb in eine andere vernarrt. Arthur vermutete, diese andere sei wahrscheinlich fünfzehn Jahre jünger, habe keine Kinder, fahre nach Venedig zu Kaffee und Kuchen und könne drei Orgasmen hintereinander vortäuschen – oder auch wirklich erleben. Wir kennen viele solche Situationen. In diesem Fall hatte er sich nur im Alter getäuscht; sie war ebenfalls um die Fünfzig.

„Hat er Ihnen einen konkreten Grund für sein Verhalten angegeben?“, wollte Arthur wissen.

Nein, das hatte er nicht, er wolle überhaupt nicht darüber reden. Möglicherweise sei er selbst nicht sicher, was in ihm vorgehe. Er wolle sich aber auf keinen Fall scheiden lassen. Was sollten sie tun? Wir vereinbarten einen Termin, zu dem beide erschienen.

Im Laufe der Gespräche wurde deutlich, dass Christa von ihrem Mann Volker ausgewählt worden war, weil sie so fürsorglich war, eine gute Mutter und weil sie von allen Freunden geschätzt wurde. Er war kein kreativer Mann und lebte seine Ehe aus traditioneller Verpflichtung. Nun schien es, dass Volker aus dieser Konstellation ausbrechen wollte. Er wollte (wieder) einmal unvernünftig sein, unverantwortlich und wild, aber nicht allein, sondern eben an der Seite einer „Hure“. Er träumte seit Langem von einer Frau, die ihn als Mann bewunderte und sich auf sein Kommen freute. Solange er mit der anderen Frau zusammen war, war er der Star und gestaltete die Beziehung so, wie er es eben mit seiner „Heiligen“ nicht erleben konnte. Seiner Geliebten gegenüber fühlte er keinerlei Verantwortung. Sie schien nichts von ihm zu wollen, außer ihn selbst. Wie viel von ihrer Bewunderung für ihn echt oder nur gespielt war, war ihm egal. Bewunderung kann ein Mann nie genug bekommen!

Volker genoss die verrückte Freiheit mit der anderen. Er, der sonst so sparsame Vater, wurde auf einmal so freigebig, dass die Familie um ihr Haus bangte. Er war immer ein ehrlicher und pflichtbewusster Mann gewesen. Jetzt kannte er keine Moral mehr. Er schwieg oder log. Sein ruhiges Zuhause war ihm plötzlich unerträglich geworden, aber aus der Ferne schickte er seinen Kindern Geschenke und schrieb ihnen Gedichte, um sein Gewissen, oder was davon noch übrig war, zu beruhigen.

Neben dem „Heiligen“ und Reinen in der Frau, die er heiratet, sehnt sich fast jeder Mann auch nach dem Sinnlichen, Spielerischen und Impulsiven. Wie konnte Volker diesen Gegensatz überbrücken? Zunächst einmal musste er sich darüber klar werden, was für ihn wichtig war, und mit seiner Frau darüber reden. Er musste seine Bedürfnisse und Wünsche zum Ausdruck bringen und gleichzeitig ihre Vorstellungen und Wünsche hören.

Christa war bereit, auch spielerisch und impulsiv auf seine Bedürfnisse einzugehen, aber sie brauchte Hilfe auf dem Weg, dies neu zu lernen.

Es gibt für verheiratete Männer eine gute Nachricht: die Sehnsucht nach der „Heiligen“ und der „Hure“ können (und sollen!) Sie mit ein und derselben Frau erleben. Wer je versucht hat, die beiden Typen mit verschiedenen Frauen zu erleben, weiß wie hoch der Preis dafür ist, da in vielen Fällen die Ehe in die Brüche geht. Dieser Weg führt entweder in die Einsamkeit oder in neue Abhängigkeit, aber selten in die Freiheit.

Paardialog

- Was erlebst du zurzeit bei mir mehr – die verspielte, lustvolle oder die pflichtbewusste, fürsorgliche Seite?
- Was hättest du gerne – welche Seite könnte ich noch mehr entwickeln?

Schrank und Schreibtisch

Jemand hat einmal gesagt: „Der Mann *hat* seine Sexualität, und die Frau *ist* ihre Sexualität!“ Das ist zwar eine extreme Aussage, hat aber möglicherweise einen wahren Kern. Für die sexuelle Erfüllung des Mannes ist das genitale Erleben sehr wichtig. Im Vergleich zu ihm ist Sexualität für die Frau ein umfassender Teil ihres gesamten Wesens.

Manchmal vergleichen wir die Ehepartner auf dem Gebiet der Sexualität mit Möbelstücken. Der Mann ist wie ein Schreibtisch mit verschiedenen Schubladen. Er kann im Normalfall einen Lebensbereich relativ leicht abschalten und sich einem anderen zuwenden. Er macht zum Beispiel am Abend „Schublade Beruf“ zu und „Schublade Hobby“ auf. Welche Schublade gerade geöffnet ist, bekommt seine ganze Aufmerksamkeit, ob das Fernsehen, Sport oder Sex ist.

Im Vergleich dazu ist die Frau wie ein Schrank. Wenn man die Türen aufmacht, sieht man alles auf einmal (mehr oder weniger schön geordnet). Sie kann ihre Lebensbereiche nicht so leicht in kleine Schubladen einteilen. Für sie ist es nicht so schnell möglich, am Abend die Schublade „Muttersein“ oder „Konflikt“ zuzumachen und die Schublade „Romantik“ auf. Die Frau ist in dieser Hinsicht ein ganzheitliches Wesen und kann nicht so leicht andere Sachen ausblenden wie der Mann. Bei ihr klingen die Töne und Sorgen des Alltagslebens stark in die sexuelle Beziehung hinein.

Klaus und Thea erinnern sich an eine ihrer intimen Stunden: Sie hatten eine schöne Zeit des Vorspiels genossen. Gerade als Klaus meinte, es sei jetzt bald so weit für die Vereinigung, sagte Thea plötzlich: „Oh meine Güte! Ich habe vergessen, das Fleisch für morgen aus dem Kühlfach zu holen.“ Klaus fragte sich verzweifelt: „Was muss ich tun, um die Aufmerksamkeit meiner Frau zu erhalten? Wie kommt es, dass eine Frau mitten im Liebesspiel so leicht abgelenkt sein kann?“ Die Geschichte ist vielleicht etwas krass, drückt aber aus, was viele Paare über einander sagen.

Viele Männer können wahrscheinlich mit Klaus mitfühlen, und viele Frauen finden sich bei Thea wieder, weil eine Frau wie ein Schrank ist und nicht wie ein Schreibtisch. Sie hat keine Schubladen, die sie einfach auf- und zumachen kann. Gott hat sie so gemacht, dass sie an viele Sachen auf einmal denken kann. Im Alltag kann das hilfreich sein, zum Beispiel, wenn eine junge Mutter ihr Baby stillen muss, während sie dem Erstklässler bei seinen Hausaufgaben hilft und nebenbei schaut, dass das Mittagessen fertig wird. Aber diese Begabung, mehrere Sachen gleichzeitig zu tun, kann beim Intimleben Schwierigkeiten bereiten. Gerade weil die Frau nicht so leicht umschalten und abschalten kann, tut sie sich manchmal schwer, dem Liebesspiel mit ihrem Mann die volle Aufmerksamkeit zu schenken. Es würde ihr aber sicher leichter fallen, wenn er sich bereit erklärte, nach dem Abendessen die Küche aufzuräumen und die Kinder ins Bett zu bringen. Sie könnte inzwischen ein entspannendes Bad genießen und die Zeit dafür nützen, um aus der Hausfrau-/Mutter-Rolle zu schlüpfen und dann körperlich und seelisch vorbereitet Geliebte zu sein.

Tipp

- Verwenden Sie doch einmal einen Würfel, um die nächste sexuelle Begegnung zu planen. Bei gerader Zahl darf die Frau ihre Vorstellung des Liebesspiels verwirklichen, bei ungerader Zahl der Mann.

Romantik entfachen

Ein romantischer Abend heißt für viele Frauen ein gemütliches Essen bei Kerzenschein und einem tiefen Gespräch mit ihrem Mann, während im Hintergrund sanfte Musik spielt. Ein bisschen kuscheln nebenbei dürfte natürlich auch dazu gehören. Wenn sie dann am Ende des Abends miteinander schlafen, ist dies auch nett, sie bräuchte das aber nicht unbedingt. Die meisten Männer würden einen romantischen Abend anders beschreiben. Kerzenlicht und schöne Musik würden sie eventuell auch genießen, wenn jemand sich darum kümmert, aber es wäre nicht notwendig. Wenn der Abend jedoch ohne Sex ausklingen würde, dann wären sie enttäuscht. Vor allem für den jungen Ehemann spielt der Sexakt selbst eine wesentliche Rolle. So drückt er seine Liebe aus und fühlt sich geliebt, wenn die Frau seine körperlichen Bedürfnisse anerkennt und zu erfüllen sucht.

Nicht selten sind Frauen von ihren Männern enttäuscht, weil sie scheinbar „nur eines im Kopf haben". Andererseits beschweren sich die Männer oft über ihre Frauen, weil sie ihnen „so kompliziert und verklemmt erscheinen". Offensichtlich ist die ganze Einstellung zu Liebe und Sex für die zwei Geschlechter unterschiedlich. Willard Harley schreibt in seinem Buch „Meine Wünsche – deine Wünsche"[6], dass Männer und Frauen sich schwer tun, die Bedürfnisse des andern zu verstehen und richtig einzuschätzen – weil sie doch so anders sind. Nach seiner Erkenntnis kommen die drei wichtigsten ehelichen Grundbedürfnisse des Mannes in folgender Reihenfolge:

1. Sexuelle Erfüllung und Entspannung,
2. gemeinsame Freizeitgestaltung,
3. äußere Attraktivität der Partnerin.

Bei Frauen hingegen kommen der Reihe nach:
1. Zärtlichkeit (durch Worte und Gesten),
2. Kommunikation (Austausch über Ideen und Gefühle),
3. Offenheit und Ehrlichkeit (Vertrauen).

Für eine Frau kann es viel bedeuten, wenn ihr Mann während des Tages immer wieder kleine Liebestaten vollbringt, wenn er zum Beispiel nach dem Essen beim Abwaschen hilft oder ihr eine Jacke holt, wenn ihr kalt ist. So erlebt sie sich angenommen und geliebt und fühlt sich dann eher zu ihm hingezogen, wenn er am Abend mit ihr schlafen möchte. Einer US-Studie zufolge (Coleman/Coltrane) können sich Ehemänner, die im Haushalt mit anfassen, häufiger an Sex erfreuen. Es scheint, dass sich ihre Frauen mehr geschätzt fühlen und logischerweise auch dann leichter romantische Gefühle entwickeln. Ähnliches gilt auch für Männer, die ihre Vaterrolle ernst nehmen, sich von ganzem Herzen ihren Kindern zuwenden und sich mit ihnen abgeben. Allerdings darf die Beschäftigung mit den Kindern nicht von der romantischen „Zeit zu zweit" abgezwackt werden!

Elizabeth: „Ich kann mich noch gut an die Phase erinnern, als unsere Kinder klein waren. Manchmal, wenn ich Arthur beobachtete, wie er, der große, starke Vater, so liebevoll mit unseren Babys umging, verliebte ich mich wieder in ihn. Die Kombination von männlicher Stärke und zärtlicher Fürsorge war für mich sehr anziehend!"

Für ein dauerhaftes Eheglück braucht es eine bewusste Entscheidung der Partner, sich den unterschiedlichen Bedürfnissen und Wünschen des anderen zu öffnen und ihnen entgegenzukommen. Es ist fast so, als ob Marsmänner und Venusfrauen jeweils eine andere „Muttersprache" sprechen; manchmal kann es mühsam sein, die Fremdsprache des anderen zu lernen und zu verstehen. Partner, die es schaffen, die Muttersprache des anderen zu beherrschen, lernen mit der Zeit auch, die einzigartigen Denkweisen und Gebräuche dieser fremden Kultur zu verstehen und zu schätzen.

Sex ist die „Muttersprache" für viele Männer und die Art und Weise, wie sie Zärtlichkeit zeigen und auch empfangen. Sie können überhaupt nicht begreifen, dass eine Frau Sex als Anstrengung sieht oder nach einer Einladung von ihrem Mann insgeheim denkt: Jetzt verlangt noch jemand etwas von mir! Für ihn ist die sexuelle Begegnung die natürlichste Sache der Welt und bedeutet Entspannung und „Genuss pur". Die Muttersprache der Frauen ist häufig, tiefe Gespräche zu führen und die Gedanken über alles Mögliche auszutauschen. Doch der Satz: „Können wir heute Abend reden, Schatz?", klingt für viele Männer wie eine Drohung. Besonders nach einem harten Arbeitstag scheut sich ein Mann davor, ein tiefer gehendes Gespräch zu führen. Genauso wenig attraktiv wirkt für eine erschöpfte Mutter oder gestresste Berufsfrau die Idee, am Ende des Tages erotische Liebhaberin zu spielen. Also, ohne eine gewisse „Fremdsprachenkenntnis" geht es in der Ehe nicht gut.

Paardialog

- Wie würde deine Rangordnung der Bedürfnisse aussehen?
- Was hilft dir, um mit mir in romantische Stimmung zu kommen?

Tipp

- Bemühen Sie sich in dieser Woche bewusst, Ihren Partner in seiner/ihrer „Muttersprache“ anzusprechen.
- Versuchen Sie im Laufe eines Tages immer wieder einmal, die Dinge aus der Sicht Ihres Partners wahrzunehmen, und schlüpfen Sie in seine/ihre „Schuhe“.

Miteinander wachsen

Gerade auf dem Gebiet der Sexualität geht es nicht so sehr um den unmittelbaren Erfolg als vielmehr darum, sich gemeinsam zu entdecken und sich weiterzuentwickeln. Manche tun sich nicht so leicht damit, ihre eigenen Gefühle und Wünsche wahrzunehmen und dann klar auszudrücken. Wir erleben, dass auch viele junge Paare nicht wirklich offen über ihre sexuellen Wünsche reden können. Sie scheinen in intimen Dingen genauso unsicher und verletzlich zu sein wie ihre Eltern und Großeltern.

Ein befreundetes Ehepaar fand da eine kreative Lösung. Bettina und Roland waren schon über zehn Jahre verheiratet, bevor sie es wagten, miteinander über diese „sensiblen Themen" zu reden. Ihre Ehe war nicht schlecht, aber ihre sexuelle Beziehung war für beide irgendwie unbefriedigend, und sie wollten etwas dagegen unternehmen. Bei einem Eheseminar kaufte Roland für sie beide zwei Exemplare eines Buches, und jeder las sorgfältig darin und markierte Passagen mit einem Leuchtstift. Mithilfe dieses Buches kamen sie dann ins Gespräch: „Schau auf Seite 96, erster Abschnitt: So geht es mir auch", zeigte Bettina. Roland, nachdem er den Abschnitt gelesen hatte, deutete auf Seite 54 unten: „Diese Beschreibung trifft auf mich zu." Langsam, aber sicher vertieften sie so ihr Verständnis über ihre Unterschiede, vor allem aber über ihre persönlichen Ängste und Wünsche, und bauten gemeinsam ein schönes, behutsames Liebesleben auf.

Der Unterschied im Ehebett

In einer Partnerschaft, in der gegenseitiger Respekt und beidseitige Achtung herrscht und eine offene und ehrliche Kommunikation stattfindet, ist die Chance für ein erfülltes Sexleben sehr groß. Dennoch werden die Unterschiede zwischen Mann und Frau und damit auch manche Missverständnisse in der sexuellen Begegnung bleiben.

Arthur: „Nicht lange nach unserer Hochzeit habe ich in einem Gespräch mit Elizabeth über unser Sexleben bemerkt: ‚Ich habe immer gehört, dass Frauen für die Vorbereitung beim Liebesakt länger brauchen als ein Mann und erst recht, bis sie zum Orgasmus kommen. Aber dass sie soo lange brauchen, hätte ich nicht geahnt!‘ Elizabeth gestand mir: ‚Ich habe gelesen, dass Männer schnell einmal erregt sein können und nicht so viel brauchen, um auf Hochtouren zu kommen. Trotzdem bin ich immer wieder erstaunt, wie schnell du von den Ereignissen des Tages umschalten kannst und für Geschlechtsverkehr startbereit bist.‘

Jemand hat den Unterschied zwischen Männern und Frauen im Blick auf die Erregbarkeit einmal so beschrieben: Ein Mann sei wie ein Lichtschalter. Sein sexuelles Verlangen sei schnell einmal angeschaltet und auch wieder abgeschaltet. Eine Frau sei mehr wie ein Bügeleisen. Sie brauche länger, bis sie warm sei, aber ihre sexuelle Erregung halte dafür viel länger an. Dieses Bild verwende ich gelegentlich, wenn ich zu Elizabeth morgens beim Abschied sage: ‚Du kannst schon einmal dein Bügeleisen anstecken. Ich glaube, du wirst es heute Abend brauchen.‘ Einmal, als die Kinder noch klein waren und unsere Tochter diese verschlüsselte Botschaft hörte, meinte sie verteidigend: ‚Aber Papi, die Mama hat gestern schon alles fertig gebügelt!‘“

Paardialog

- Wo sehe ich auf sexuellem Gebiet zwischen uns beiden den größten Unterschied und wie zufriedenstellend ist es für dich, wie wir beide damit umgehen?

Behutsame Schritte

Elizabeth: „Dieser Unterschied in der sexuellen Erregbarkeit macht uns Frauen manchmal zu schaffen! Ich erinnere mich da an unsere ersten Ehejahre, in denen ich oft frustriert war, weil ich keinen Orgasmus erlebte. Ich war Sex gegenüber positiv eingestellt und freute mich auf die intime Zeit mit meinem Mann. Aber kaum hatten wir angefangen, uns zu lieben, schien alles schon wieder vorbei! Arthur hat sich bemüht, mich zu stimulieren, aber ich hatte immer wieder das Gefühl, dass mein Körper nicht mitmachte. Mein Kopf und mein Herz waren mehr als bereit, aber mein Körper blieb auf der Strecke.

Ich war dann frustriert und enttäuscht, dass es nicht funktionierte, und wusste nicht, was oder wer daran schuld war. Manchmal war ich bitter gegen Gott, dass er uns Frauen so kompliziert gemacht hatte. Wie kommt es, dass ein Mann gleich einmal einen Orgasmus genießen kann und wir Frauen uns so anstrengen müssen? Manchmal spürte ich auch eine Art Selbsthass: Was für einen blöden Körper habe ich, dass er sich bei so einer natürlichen Sache wie Sex nicht auskennt! Das kann doch nicht normal sein. Dann machte ich wieder insgeheim meinem Mann Vorwürfe: Wenn er nicht so schnell wäre, dann könnte ich auch Schritt halten, oder wenn er ein besserer Liebhaber wäre, dann würde wenigstens er wissen, wie er meinen Körper zum Schwingen bringen könnte.

Solche Gedanken brachten uns natürlich nicht weiter, im Gegenteil, diese Fixierung auf den Orgasmus und die daraus folgende wachsende Frustration blockierte mich mit der Zeit total. Ich konnte mich auf unser Zusammensein nicht mehr freuen, weil ich Angst hatte, wieder enttäuscht zu werden. Es war ein richtiger Teufelskreis, und ich wollte da herauskommen.

Rückblickend sehe ich folgende Schritte, die uns auf dem Weg zu einem erfüllenden Sexleben geholfen haben. Dabei möchte ich betonen, dass es mehrere kleine, hilfreiche Schritte waren und nicht irgendein dramatisches Schlüsselerlebnis. Ich erinnere mich da zunächst an einen Spaziergang, bei dem ich Arthur erzählte, wie es mir ging. Ich hatte keine Absicht, ihn zu beschuldigen, sondern erzählte einfach nur von mir selbst und von meiner Enttäuschung und Verunsicherung. Es tat gut, das alles auszupacken und zu erleben, wie Arthur verständnisvoll und besorgt zuhören konnte. Er wusste natürlich auch keinen Rat, aber irgendwie tröstete es mich, einfach angehört und verstanden zu werden. Er versicherte mir, dass er mich sehr liebte und genauso gern wollte, dass ich Freude an unserem sexuellen Zusammensein erleben konnte.

Später suchte ich dann ein Gespräch mit einer Frau, die ein paar Jahre älter und entsprechend erfahrener war als ich. Als ich von unserer Situation erzählte, ermutigte sie mich, nicht zu schnell die Hoffnung aufzugeben, da meine Erfahrung für eine junge Ehefrau ganz normal sei. Das Sexleben eines jungen Paares sei ein Wachstumsprozess, in dem beide gemeinsam blühen und reifen könnten.

Ihre Zuversicht war ansteckend und hat die ganze Situation zwischen Arthur und mir wesentlich entspannt. Als ich unsere sexuelle Begegnung nicht mehr so verkrampft und Orgasmus-fixiert erlebte, fing ich an, sie zu genießen. Bald freute ich mich wieder darauf, in den Armen meines Mannes zu sein und mich in seiner Liebe fallen zu lassen. Ich genoss seine Erregung und Freude und lernte, geduldiger mit meinem eigenen Körper umzugehen. Und mit der Zeit lernten wir beide tatsächlich viel dazu, wie wir einander stimulieren und einander Freude bereiten können.

In dieser Zeit haben wir auch Gott gebeten, uns in unserer sexuellen Beziehung zu helfen. Schließlich, so sagten wir uns, hat er uns so geschaffen und uns zusammengeführt. Das gemeinsame Gebet stärkte auch unsere Beziehung zueinander. Rückblickend stellen wir fest, dass er uns behutsam gezeigt hat, wie wir das Geschenk der Sexualität richtig ‚auspacken' und genießen können. Wir sind gerade in diesem Bereich auf Gottes Hilfe angewiesen. Deshalb möchten wir Ihnen Mut machen, Ihr Sexualleben ganz neu unter Gottes Regie zu stellen und ihn um Erneuerung und Harmonie zu bitten."

Tipp

- Beten Sie heute für Ihren Partner und sein/ihr sexuelles Wohlbefinden. Zum Beispiel: „Gott, schütze die Sexualität meiner Frau/meines Mannes und zeige mir, was ich tun kann, um sie/ihn heute glücklich zu machen."

Kommunikation: Ein Weg zum Herzen

Gespräch ist nicht alles, aber ohne Gespräch ist alles nichts

In einer respektvollen, liebenden Beziehung fühlen sich beide Gesprächspartner frei, einander zu sagen, was sie denken, fühlen und wünschen, und können gleichzeitig auf das Anliegen des anderen eingehen, ohne sich selbst aufzugeben. Ihre Gespräche laufen nach dem Motto: „Ich bin wichtig und du bist wichtig.“ Wir haben im Laufe unserer Ehe gelernt, welche starke Wirkung unsere Worte haben können. Weil gelingende Kommunikation ein Hauptschlüssel für eine erfüllende Beziehung ist, geben wir die folgenden leicht einsetzbaren Methoden weiter, die uns persönlich oft geholfen haben.

ABC einer Beziehung

Als das ABC einer jeden geglückten Beziehung definieren wir folgende drei Aspekte:

Annahme

Annahme bedeutet: Wir akzeptieren und respektieren einander in unserer Einzigartigkeit und Verschiedenheit, als Mitgeschöpf und Ebenbild Gottes mit unserer eigenen Geschichte, Gegenwart und Zukunft. Gegenseitige Annahme lässt sich oft nicht an den Worten, sondern am Ton der Stimme, Augenkontakt und Ähnlichem erkennen. Sie kann aber auch mit Worten ausgedrückt werden, zum Beispiel: „Ich freue mich, dass du da bist!"

Bestätigung

Lob und Bestätigung sind die größte Motivation zur Veränderung. Bestätigung bedeutet, dass wir einander ermutigen und loben für alles, was uns beim anderen hilfreich, zweckdienlich und gut erscheint. Wir dürfen auch jene Handlungen bestätigen, die uns selbstverständlich erscheinen, zum Beispiel: „Ich bin dankbar für deine Bereitschaft, mit mir einkaufen zu gehen." Oder: „Du hast sehr weise auf unsere verärgerte Nachbarin reagiert."

Korrektur

Es gehört zu den universellen menschlichen Erfahrungen, dass wir Korrektur nur von den Menschen annehmen, von denen wir uns angenommen und bestätigt fühlen. Nur Liebende können bei anderen eine nachhaltige Kehrtwendung bewirken! Darunter verstehen wir, dass wir einander helfen, das Beste aus unserem Leben zu machen und einander zeigen, wo wir in einer Sackgasse landen könnten oder gelandet sind, zum Beispiel: „In letzter Zeit bist du öfters zu einer Vereinbarung zu spät erschienen, ohne dich zu entschuldigen. Ich wünsche mir, dass sich das ändert."

Der Familientherapeut und Sozialwissenschaftler John Gottman konnte in jahrelangen Forschungen nachweisen: Es gibt einen deutlichen Zusammenhang zwischen der Berücksichtigung dieser Prinzipien und der Ehezufriedenheit. Darüber hinaus hat er beobachtet, dass vor allem Männer die Ehe positiv beeinflussen können, wenn sie sich von ihrer Partnerin korrigieren lassen. Er kommt zu dem Schluss: „Frauen von Männern, die sich von ihrer Partnerin etwas sagen lassen, sind viel seltener grob zu ihren Ehemännern, wenn sie ein heikles Thema in einem Ehestreit vorbringen. Ihre Ehe wird deshalb widerstandsfähiger sein.“[7]

Paardialog

- Woran erkennst du im Alltag, dass du von mir angenommen und geliebt bist?
- Wofür möchtest du häufiger eine Bestätigung oder ein Lob von mir?
- Wie erlebst du mich, wenn ich dich korrigiere oder kritisiere?

Die XYZ-Methode

Eine sehr effiziente und konkrete Art des Feedbacks, sowohl für Lob als auch für Kritik, ist die XYZ-Methode. Es geht darum, dass ein Partner dem anderen konkrete Rückmeldung gibt, wie er/sie ein bestimmtes Verhalten des anderen wahrgenommen, was er/sie dabei gedacht und wie er/sie innerlich darauf reagiert hat. Weil das Ganze nicht als Beschuldigung, sondern als Beobachtung formuliert ist, wird es dem andern viel leichter möglich, es sich zu Herzen zu nehmen und daraus zu lernen.

Die XYZ-Methode besteht aus folgenden drei Teilen:

Punktuelle, zeitlich abgegrenzte Situation

„Als du in der Situation X...“

Eine konkrete Situation anzusprechen, verhindert die oft gefährliche und lähmende Verallgemeinerung („Du machst immer ...“). Gleichzeitig kann sich der angesprochene Partner so leichter an sein Verhalten erinnern.

Beispiel: „Nachdem es die ganze Nacht geschneit hatte und ich früh mit dem Auto wegfahren musste ...“

Konkrete Handlung oder konkretes Verhalten

„... dich Y verhalten hast ...“

Dies deutet darauf hin, dass nicht jedes Verhalten gleich ist und dass Veränderungen möglich sind.

Beispiel: „... und ich feststellte, dass du das Auto für mich frei geschaufelt hattest ...“

Spezifische Gefühlsreaktion

„... dann fühlte ich Z ...“

Dies zu formulieren, hat gleich mehrere positive Konsequenzen: Erstens, ich entdecke meine eigene Gefühlswelt, zweitens, ich stehe zu meinen Gefühlen, und drittens lasse ich meinen Partner in mein Herz schauen.

Beispiel: „... fühlte ich mich sehr geliebt und dankbar“.

Arthur: „Wir wenden diese Methode bewusst an, vor allem wenn ein erster Versuch daneben gegangen ist. Zum Beispiel schoss es während eines Frühstücksgesprächs über einen missglückten ‚romantischen‘ Abend zunächst aus mir heraus: ‚Du brauchst mich zurzeit offensichtlich nicht!‘ Als ich die fragenden Augen meiner Frau sah, erinnerte ich mich an die XYZ-Methode: ‚Als ich gestern Abend mit dir kuscheln und Sex haben wollte und du dich weggedreht hast, fühlte ich mich zurückgestoßen und verärgert und wollte am liebsten ins Wohnzimmer übersiedeln.‘ Daraufhin kam es zu einem offenen und für beide befriedigenden Gespräch.

In einer anderen Situation hörte ich eine Freundin zu ihrem Mann sagen: ‚Als du mich gestern bei der Familienfeier vor deiner Mutter verteidigt hast, fühlte ich mich bei dir sehr geborgen und respektiert und wollte dir am liebsten um den Hals fallen.‘ Sie hatte die XYZ-Methode offensichtlich bereits gelernt.“

Der Partner-Check

Der Partner-Check ist eine andere, eher lockere Art der Selbst-Offenbarung. Ein Partner stellt dem andern eine oder alle drei der folgenden Fragen, um herauszufinden, *was den anderen gerade beschäftigt.* Durch den Partner-Check erlauben wir einander, an unseren Gedanken, Gefühlen und offenen Fragen Anteil zu nehmen. Wichtig sind dabei ein geschützter Rahmen, genügend Zeit und kein Druck, irgendwelche Entscheidungen darüber zu treffen. Sie können den Partner-Check beim Spazierengehen praktizieren, am Esstisch oder wenn Sie im Auto unterwegs sind.

Drei „klassische“ Partner-Check-Fragen sind:

- Was freut mich, wofür bin ich gerade dankbar?
- Was beunruhigt mich oder macht mir zurzeit Sorgen?
- Gedanken oder Fragen, auf die ich keine Antwort habe …

Die Macht der Gefühle

Wenn Gefühle verdrängt werden

Sexualität ist zum Großteil eine Sache der Einstellung und wird auch von unseren Gefühlen bestimmt. Deshalb ist es für die Entwicklung der romantischen Beziehung wichtig, dass wir uns in unserer eigenen Gefühlswelt auskennen. Vor allem die „negativen“ Gefühle können die Ehe zerstören, wenn wir nicht wissen, wie wir mit ihnen umgehen sollen. Der erste und wichtigste Schritt ist, sich seiner Gefühle bewusst zu werden und sie beim Namen zu nennen, etwa: „Ich bin traurig, enttäuscht oder zornig.“

Obwohl es wichtig ist, unsere Gefühle mit dem Verstand und dem Willen in Verbindung zu bringen und uns nicht von unserem momentanen Gemütszustand allein beherrschen zu lassen, ist es dennoch notwendig zu lernen, unsere Gefühle zum Ausdruck zu bringen. Das kann man durch Reden, Schreiben oder irgendein anderes Signal tun. Wenn Gefühle einmal ausgedrückt und „auf den Tisch gelegt“ sind, dann verlieren sie oft ihre Macht über uns.

Im Umgang mit negativen Gefühlen könnte man als hilfreiche Regel zusammenfassen: Gefühle sollten wir weder verdrängen (= unterdrücken), noch explosionsartig herausschleudern (= „überdrücken“), sondern offen bekennen (= ausdrücken). Wenn wir sie verdrängen, tun wir uns selbst weh. Wenn wir verärgert überreagieren oder so lange warten bis wir explodieren, dann tun wir dem Partner weh. Beide Reaktionen stören die Intimität und Geborgenheit. Wenn ein Ehepaar jedoch eine zufriedenstellende Art und Weise entwickelt, mit Konflikten umzugehen, dann brauchen die beiden ihre Machtkämpfe und Stellungsgefechte nicht im Schlafzimmer auszutragen.

Arthur: „Eines Abends kam ich ausgelaugt von der Arbeit heim und sehnte mich nach wertschätzender Aufmerksamkeit von Elizabeth. Als ich im Flur die ganzen Kindersachen auf dem Boden liegen sah, fing ich an zu nörgeln und zu kritisieren. Ich hatte auf dem Heimweg gehofft, Elizabeth würde mir zur Begrüßung um den Hals fallen. Erwartungsgemäß geschah jetzt das Gegenteil, sie fühlte sich von mir attackiert und begann sich zu verteidigen. Viel besser wäre es gewesen, wenn ich mir zuerst über meine Gefühle und meine Sorgen bewusst geworden wäre und dann über meine Wünsche geredet hätte. Der Abend endete nicht mit einem harmonischen Abendessen und einer schönen romantischen Zeit im Bett, wie wir sie beide vorher eigentlich im Herzen erhofft hatten. Aber es war eine gute Lernerfahrung für später!“

Tipp

- Lernen Sie, Gefühle beim Namen zu nennen, indem Sie ein Spiel miteinander machen: Wenn Sie gerade einige ruhige Minuten haben, schauen Sie die folgende Gefühlsliste an. Suchen Sie sich die Spalte aus, wo Sie meinen, die passende Beschreibung für Ihre momentane Gefühlsstimmung zu finden. Wählen Sie dann aus der Liste die zutreffenden Worte. Teilen Sie sie dem Partner mit, indem Sie sagen: „Ich fühle mich ...“ oder: „Als heute X passiert ist, habe ich mich ... gefühlt.“

Gefühlsliste

Freude	*Dankbarkeit*	*Hoffnung*	*Vertrauen*	*Liebe*
gut gelaunt	zufrieden	optimistisch	angenommen	gemocht
fröhlich	überrascht	erwartungsvoll	sicher	begehrt
begeistert	erfüllt	gespannt	mutig	geliebt
erheitert	entspannt	neugierig	wertgeschätzt	hingezogen
lustig	behaglich	inspiriert	frei	verzückt
übermütig	ergriffen	aufgeregt	ungezwungen	verliebt
entzückt	beruhigt	getröstet	friedlich	bezaubert
beflügelt	entlastet	belebt	ruhig	attraktiv
schwungvoll	erfüllt	kraftvoll	gelassen	sinnlich
erfolgreich	ermutigt	entschlossen	sorglos	lustvoll
fasziniert	beschenkt	motiviert	geborgen	sexy
überglücklich	befreit	angeregt	selbstbewusst	erotisch
ausgelassen	umsorgt	beschwingt	geschützt	lebendig

Trauer	*Ärger*	*Angst*	*Unsicherheit*	*Scham*
verlassen	gekränkt	furchtsam	verwirrt	minderwertig
enttäuscht	verletzt	unwohl	befremdet	wertlos
vernachlässigt	frustriert	beobachtet	misstrauisch	isoliert
abgelehnt	wütend	eingeengt	fehl am Platz	unwichtig
entmutigt	übervorteilt	besorgt	zurückgewiesen	beschämt
erfolglos	gereizt	gehemmt	befangen	missbraucht
verkannt	irritiert	ausgegrenzt	gelähmt	angeekelt
betrübt	entrüstet	nervös	verstört	bloßgestellt
einsam	schockiert	unruhig	verloren	schuldig
eifersüchtig	ausgenutzt	hilflos	schwach	reuevoll
betrogen	gelangweilt	erschrocken	zweifelnd	verzagt
erschöpft	zornig	in Panik	nicht beachtet	benommen
	verbittert	mutlos	zerrissen	verzweifelt

Ein klärendes Gespräch

Manchmal stehen tiefere Verletzungen wie eine Mauer zwischen den Ehepartnern. Dann braucht es meist ein längeres, klärendes Gespräch. Dabei ist schon die Vorbereitung dafür entscheidend, wo, wann und wie so ein Gespräch stattfinden soll. Wenn Sie sich von Ihrem Partner gravierend verletzt fühlen, dann schreiben Sie zunächst Ihre Gedanken und Gefühle kurz auf. Dann sollten Sie Ihrem Partner kundtun, dass Sie etwas Wichtiges besprechen möchten. Vereinbaren Sie einen geeigneten Zeitpunkt und Ort, an dem Sie ungestört miteinander reden können. Eine ruhige Ecke im Café eignet sich gut, da dort beide nicht so leicht in Versuchung kommen, die Fassung zu verlieren, einander anzuschreien oder anzuklagen. Das Ziel eines solchen Gesprächs ist es, zunächst gegenseitiges Verständnis zu schaffen. Dies sollten Sie auch gleich am Anfang des Gesprächs betonen. Erst dann kann als weiteres Ziel eine Versöhnung oder ein Neuanfang ins Auge gefasst werden.

Arthur: „In der Zeit rund um die Geburt unseres jüngsten Kindes hat sich Elizabeth von mir einige Male ziemlich im Stich gelassen gefühlt. Zunächst hat sie, wohl auch abgelenkt durch das Baby, ihre Verletzung nicht angesprochen. Dann nach einigen Wochen spürte sie, dass ihre Enttäuschung über mich nicht verflog und dass sie ein klärendes Gespräch brauchte. Das leitete sie ungefähr so ein: ‚Arthur, du hast sicher gemerkt, dass ich in letzter Zeit eher kühl und abweisend war und dass ich überhaupt kein Interesse an Sex oder auch nur an Berührung von dir hatte. Ich bin selber schockiert, wie stark meine negativen

Gefühle dir gegenüber sind, und ich habe mich gefragt, woher das wohl kommen könnte. Ich glaube, ich habe jetzt den Grund dafür entdeckt und ich möchte mit dir darüber reden. Ich möchte einfach nur, dass du mir zuhörst und versuchst, mich zu verstehen. Ich fühle mich so weit weg von dir und ich möchte gerne wieder einen Weg zu dir zurückfinden.‘

Obwohl ich anfangs ziemlich nervös war, konnte ich aufgrund dieser behutsamen Einleitung gelöst zuhören und dann auch eher einfühlend nachfragen. Ich hatte zwar in der letzten Zeit eine gewisse Missstimmung in der Beziehung wahrgenommen, aber nicht begriffen, woher sie kam.“

Nachdem der Partner so auf das Gespräch vorbereitet ist, kann und soll das Anliegen klar und deutlich ausgesprochen werden. Dies darf allerdings nicht mit „Du-Aussagen“ oder Anschuldigungen geschehen. Also nicht: „Du hast mich verletzt“ oder: „Du bist schuld, dass ich traurig bin“, sondern: „Ich fühle mich verletzt, weil …“ oder: „Ich bin traurig, weil …“ Nachdem man sich in einer nicht bedrohlichen Art und Weise so mitgeteilt hat, sollte die Frage kommen: „Kannst du verstehen, warum ich so fühle?“

Wenn die erste Person sich verstanden weiß, kann sie den Partner um seine Sicht der Sache fragen. Es geht hier nicht um Richtig oder Falsch, sondern um persönliche Wahrnehmungen und Empfindungen.

Elizabeth: „Nachdem Arthur mein Anliegen geduldig angehört hatte und mir versicherte, dass er meine Gefühle verstand, fragte ich, wie es ihm in dieser Zeit ergangen war. Ich war sehr erstaunt zu hören, dass auch er sich durch mein Verhalten in den letzten Wochen verletzt gefühlt hatte. Ich kann mich noch gut an dieses Gespräch erinnern und wie wir beide merkten, dass wir uns gegenseitig gekränkt hatten. Es tat uns wirklich leid und wir baten einander um Vergebung. Dann beteten wir gemeinsam um frische Kraft und Freude für unsere Ehe. Dieses offene Gespräch brachte einen neuen Beginn in unserer Beziehung, und wann immer wir in einer ähnlichen Situation sind, versuchen wir eine Lösung auf diese Art."

Vergebung und Neuanfang

In Stresssituationen tun wir am ehesten jenen Menschen weh, mit denen wir am engsten zusammenleben. Diese bekommen unsere Schwächen am stärksten zu spüren. Was machen Sie, wenn Sie merken, dass Sie Ihren Partner gekränkt haben? Bei Kleinigkeiten genügt oft eine Bitte um Entschuldigung, und die Sache ist erledigt. Manchmal kann die Harmonie durch einen Strauß Blumen oder ein liebevoll vorbereitetes Essen leicht wiederhergestellt werden. Gröbere Verletzungen hingegen können, wenn sie nicht angesprochen werden, eine Ehe ernsthaft gefährden. Wenn Sie Ihre Beziehung schützen und stärken möchten, dann pflegen Sie die Gewohnheit der Vergebung und des Neuanfangs.

Vergebung ist dort notwendig, wo ein Partner den anderen in einer schwerwiegenden Art und Weise verletzt hat, sei es durch ein einmaliges oder durch wiederkehrendes Verhalten. Leider wird der Begriff *Vergebung* oft falsch interpretiert. Deshalb möchten wir zunächst beschreiben, was Vergebung nicht bedeutet. Vergebung bedeutet nicht Vergessen oder so tun, als ob nichts passiert wäre. Vergebung entschuldigt Verhalten nicht oder heißt es gut. Vergebung gibt nicht die Erlaubnis, ein falsches Verhalten fortzuführen oder beizubehalten. Vergebung heißt nicht „alle Demütigungen schweigend ertragen".

Wenn Sie beide die Beziehung nach einem gravierenden Einbruch wiederherstellen wollen, dann verlangt es Einsicht von beiden Seiten. Zunächst ist es erforderlich, dass die schuldige Person ihr Fehlverhalten eingestehen und ihr Bedauern zugeben kann. Dabei geht es nicht nur um die Worte, die gesagt wurden, oder die Taten, die geschehen sind, sondern auch um die verletzenden Auswirkungen auf den Partner. Wie oft haben wir bei einem Beratungsgespräch erlebt, dass ein Partner sich verletzt fühlte und der andere dazu sagte: „So habe ich es nicht gemeint. Du bist einfach übersensibel!" Zugegeben, es ist nie leicht, einen Fehler einzugestehen, doch eine defensive Haltung blockiert den Weg zu echter Versöhnung.

Für die Folgen eines verletzenden Verhaltens gilt es, Reue zu zeigen und bereit zu sein, Wiedergutmachung anzubieten, sofern das möglich ist. Die verletzte Person ist ebenfalls gefordert, von Strafe und Rache Abstand zu nehmen und den Groll loszulassen.

Dieser Prozess erfordert Zeit, damit Vergangenes hinter sich gelassen wird und man positiv in die Zukunft gehen kann. Im Vergebungsakt entscheidet die verletzte Person, Bitterkeit und Ärger loszulassen, damit die Beziehung eine neue Chance bekommt.

Die beste Anleitung für einen umfassenden Vergebungsprozess können wir in der Bibel finden. Jesus Christus begegnet uns in unserer Lieblosigkeit und Herzenshärte mit seiner Gnade. Weil wir von Gott Vergebung erfahren haben, sind wir aufgefordert, auch einander zu vergeben. Wenn Gott Ihnen die Kraft gibt, Ihrem Partner zu vergeben, dann wird das solche Auswirkungen in Ihrem Verhalten haben, dass Ihre Frau/Ihr Mann es merkt. Die unsichtbare Mauer zwischen Ihnen beiden wird abgetragen und eine neue Begegnung ist möglich. Übrigens, die geistliche Nähe, die durch eine solche Erfahrung entsteht, wirkt sich immer auch positiv auf die sexuelle Intimität aus.

Paardialog

- Von welchem Menschen hast du einmal unerwartet Vergebung erfahren?
- Habe ich dir durch mein Verhalten (vielleicht ohne es zu merken) einmal weh getan, worüber wir noch nicht gesprochen haben?

Sexuelle Prägung

Die Eltern von Beatrix hatten mit ihr nie über Sex gesprochen. Erst am Abend vor ihrer Hochzeit nahm die Mutter sie kurz zur Seite, um sie „aufzuklären": „Kind, eines sollst du wissen. Für uns Frauen ist Sex nichts Angenehmes, aber die Männer brauchen es. Wir müssen es einfach über uns ergehen lassen, wenn wir Kinder bekommen möchten."

Obwohl die meisten von ihren Eltern wahrscheinlich nicht eine so extrem negative Sicht mitbekommen haben, ist zu manchen indirekt eine ähnliche Botschaft durchgedrungen. Nicht selten wachsen Kinder mit der Einstellung auf, Sex sei gefährlich, schmutzig oder schlecht.

Wer oder was hat Sie in Ihrer Einstellung zur Sexualität geprägt? Unsere Sexualität ist nicht statisch festgelegt, sondern verknüpft mit einer Vielfalt von Erlebnissen. Sie wurde durch unsere Vergangenheit geformt, insbesondere durch unsere Herkunftsfamilie. Wenn Sie in Ihrer Beziehung über längere Zeit mit sexuellen Problemen kämpfen, dann könnte dies mit den folgenden Faktoren in Zusammenhang stehen.

Erziehung

Viele Eltern warnen ihre Kinder vor freizügigem, verantwortungslosem Sex. Das ist verständlich, doch sollten sie dabei gleichzeitig betonten, dass Sexualität ein gutes Geschenk Gottes ist, damit die jungen Leute eine positive Einstellung zu ihrer Sexualität entwickeln können. Daneben ist eine warme und herzliche Familie, wo Zärtlichkeiten und körperliche Berührung ein natürlicher Teil sind, die beste sexuelle Erziehung für unsere Kinder. Kinder dürfen Mama und Papa beim Schmusen in der Küche erwischen, ohne dass die Eltern sich schämen oder sich dafür entschuldigen. Wenn die Eltern dann auch noch altersgemäß offen und ehrlich mit ihren Kindern auf deren Fragen zur Sexualität eingehen, werden sie eine gesunde Einstellung zu Sex mitbekommen: Sex ist eine gute Idee Gottes, etwas Schönes, das unser Leben bereichern soll. Deshalb sind sexuelle Neugierde und Sehnsucht natürlich und gesund. Körperliche Reaktionen auf sexuelle Stimulation sind angeboren und normalerweise mit einem angenehmen Gefühl verbunden. Allerdings sollten sich sexuelle Beziehungen immer an gegenseitigem Respekt orientieren. Deshalb ist es wichtig, dass sich jede Person für ihre Sexualität eigenverantwortlich fühlt und ihre Grenzen abstecken kann (siehe Abschnitt über Selbstwertschätzung).

Traumatische Erlebnisse

Nicht nur die Erziehung prägt unsere spätere Einstellung zu Sex, sondern auch frühe persönliche Erfahrungen. Es ist kein Geheimnis mehr, dass Kindesmissbrauch leider sehr häufig vorkommt. Laut Statistik erlebt jedes vierte Mädchen in irgendeiner Form sexuellen Missbrauch (dabei ist auch nicht-genitaler Missbrauch berücksichtigt), bevor es achtzehn Jahre alt wird. Auch sexueller Missbrauch an

Jungen kommt, wie man heute weiß, viel häufiger vor, als man früher angenommen hat.

Was bedeutet das für die psycho-sexuelle Entwicklung? Wenn ein Kind sexuell missbraucht wird, hat dies meistens traumatische Auswirkungen. Häufig wird es dabei auch emotional manipuliert oder bedroht. Selbst wenn dabei keine *körperliche* Gewalt angewendet wurde, fühlt sich das Opfer verwirrt und hilflos. Ein Kind kann eine sexuelle Nötigung nicht verarbeiten, weil es dazu gehirnphysiologisch und psychisch noch nicht in der Lage ist. Falls das Opfer nach einem solchen traumatischen Ereignis nicht Hilfe und Heilung erfährt, tauchen später höchstwahrscheinlich in einer Liebesbeziehung und sicher in der Ehe Probleme auf. Die Person verbindet mit Sex eine unerklärliche Gefühlsmischung von Angst, Scham und Schuld, statt einer freudigen Erwartung oder lustvollen Leidenschaft.

Zum Beispiel weiß eine Frau womöglich nicht, warum sie eine Abscheu vor der sexuellen Begegnung spürt. Obwohl sie ihren Mann liebt, hat sie keine Lust, mit ihm zu schlafen. Wenn sie sich überwindet und sich ihm gelegentlich hingibt, dann fühlt sie sich anschließend wieder verstört und erniedrigt. Ihr Mann versteht diese Abneigung in den meisten Fällen nicht, deutet sie falsch und fühlt sich abgelehnt. Die betroffene Frau kennt sich in ihren verwirrten Gefühlen oft selbst nicht aus und kann ihrem Mann nicht helfen. Viele Ehen leiden stumm unter solchen frühen Missbrauchserlebnissen und finden jahrelang keinen Ausweg. Das ist schade, denn Heilung ist möglich!

Schrittweise heil werden

Angela wurde mit sechs Jahren sexuell missbraucht. Als 35-jährige Frau kam sie in die Beratung, um dieses traumatische Erlebnis und dessen Folgen in ihrem Leben aufzuarbeiten. In den ersten Wochen machte sie gute Fortschritte, schien aber eines Tages besonders frustriert und aufgebracht zu sein. „Ich verstehe mich selber nicht! Ich liebe meinen Mann und will ein schönes Intimleben mit ihm führen. Ich weiß in meinem Kopf, dass Sex etwas Angenehmes ist, was unsere Beziehung bereichert, aber mein Körper macht nicht mit!"

Auf unsere Frage, was genau geschehen war, schilderte sie folgendes Szenario: „Ich habe letzten Freitag die Kinder zu Freunden zum Übernachten gebracht, damit wir einen romantischen Abend allein zu zweit genießen konnten. Ich habe ein tolles Abendessen vorbereitet, den Tisch fein gedeckt mit Kerzen und Blumen, mich besonders anziehend gekleidet und unsere Lieblingsmusik aufgelegt. Ich habe mich auf einen bezaubernden Abend mit meinem Mann gefreut. Und so war er auch, bis wir die Treppe zu unserem Schlafzimmer hinaufgingen. Auf einmal spürte ich keine Lust mehr! Es war, als ob jemand den Rollladen heruntergelassen hätte."

Nachdem wir Angelas Erlebnis gehört hatten, machten wir ihr folgenden Vorschlag: „Damals, als der Missbrauch stattfand, warst du sechs Jahre alt. Ein kleines Mädchen hat keine Ahnung von Sex, geschweige denn Lust dazu. Ein Kind ist bei so einer sexuellen Handlung total überfordert. Aber jetzt bist du eine erwachsene Frau, die sexuelle Gefühle zulassen und genießen darf. Vielleicht kannst du das nächste Mal, wenn du zur Treppe gehst, die kleine Angela im Wohnzimmer zum Spielen zurücklassen. Dann kannst du als reife Frau hinaufgehen und die sexuellen Liebkosungen deines Mannes genussvoll annehmen und sie erwidern."

Es war nur ein einfaches Bild, aber offensichtlich half es Angela. Das nächste Mal erzählte sie uns begeistert, wie es ihr gelungen war, dem „kleinen Mädchen in ihr" liebevoll eine Grenze zu setzen, damit sie, die erwachsene Frau, ihre sexuellen Wünsche erfüllen konnte.

Es gibt heutzutage viele gute Hilfsangebote, sowohl für die Betroffenen als auch für deren Gefährten. Allerdings geschieht Heilung meistens nicht über Nacht. Es ist normalerweise ein langsamer Prozess, der viel Geduld und Ausdauer erfordert. Die betroffene Person wird natürlich am meisten gefordert, aber die wissende Unterstützung und liebevolle Begleitung des Partners kann wesentlich dazu beitragen. Zum Glück gibt es heute erfahrene Therapeuten, gute Bücher und Selbsthilfegruppen, die den Heilungsprozess unterstützen können.[8] Von vielen Menschen, die wir durch den Heilungsprozess begleiten durften, haben wir mitbekommen, wie sie bewusst auch Gott um Hilfe gebeten und sein heilendes Eingreifen erlebt haben.

Voreheliche Erfahrungen

Viele Menschen haben bereits vor der Ehe eine oder mehrere Liebesbeziehungen erlebt und damit wichtige Erfahrungen in ihrem Reifungsprozess gemacht. Oft kommt es dabei zu sexueller Intimität, die eigentlich noch nicht geplant oder gewollt war, und vielleicht lange bevor sie bereit sind, eine lebenslange Hingabe an den Partner zu versprechen. Das kann in einer späteren Ehe zur Belastung werden, muss aber nicht unbedingt langfristige negative Folgen haben. Welche Konsequenzen es für die Ehe hat, hängt davon ab, wie man selbst und wie der Partner mit solchen Erlebnissen umgeht. Manche vergleichen den jetzigen Partner mit früheren Sexpartnern und sind natürlich nicht frei, ihn so anzunehmen, wie er ist. Andere kämpfen mit Schuldgefühlen über vergangene Freizügigkeit oder sexuelle Abenteuer. Manchmal machen sich die Partner gegenseitig Vorwürfe über deren mangelnde Selbstbeherrschung vor der Hochzeit und zweifeln jetzt an ihrer Bereitschaft zur Treue.

Vergangene Erfahrungen dürfen nicht für immer ihre Schatten auf die Gegenwart werfen. Das gilt natürlich auch für Paare, die bereits eine Ehe hinter sich haben und jetzt neu beginnen. Entscheidend ist, dass Sie Ihre früheren sexuellen Erfahrungen mit anderen als abgeschlossen betrachten und Ihrer jetzigen Ehe ganze Aufmerksamkeit und Priorität einräumen. Dadurch vermeiden Sie neurotisches Vergleichsdenken und Verängstigung des Partners. Es könnte auch sein, dass Sie für bisherige Fehler Gott und auch Ihren Partner um Vergebung bitten müssen, damit ein guter Neuanfang gelingen kann.

Paardialog

- Von wem hast du als Kind positive Zuwendung erhalten?
- Welche unliebsamen oder schmerzhaften ungewollten Erfahrungen hast du gemacht, über die wir noch nie gesprochen haben?
- Was, wünscht du dir, hätte in unserer gemeinsamen Beziehungsgeschichte anders laufen sollen?

Sexualität und Rollenverhalten

Eine andere Art von familiärer oder sozialer Prägung hat nicht primär, aber sekundär einen starken Einfluss auf die eheliche Sexualität. Es handelt sich dabei um bestimmte Verhaltensmuster, die wir uns in der Kindheit und Jugend aufgrund von Beobachtungen und Reaktionen anderer aneignen. Wir sprechen dann von bestimmtem Rollenverhalten. So lernen manche Menschen früh, aktiv und initiativ zu sein, während andere eher abwartend und vorsichtig bleiben. Oder die einen bringen eine fröhliche, optimistische Lebenseinstellung mit in die Ehe, während andere eher melancholisch und übersensibel sind. Interessanterweise suchen und finden sich oft Menschen mit unterschiedlicher Lebenseinstellung, was ganz normal und für beide belebend sein kann, solange sie mit dieser Unterschiedlichkeit versöhnend umgehen. Aber wenn diese Gegebenheiten nicht bewusst wahrgenommen und gelebt werden, kann es zu Konflikten führen, die sich bald in der Sexualität auswirken.

Alina kam aus einem behüteten Elternhaus. Sie war ein sensibles, ruhiges Mädchen. Ihr Vater war ein dominanter und erfolgreicher Mann mit strenger Selbstdisziplin und hohen Erwartungen an seine Kinder. Alina hatte gelernt, pflichtbewusst und gehorsam zu sein, weil sie sich so die Zuneigung und den Schutz des Vaters sichern konnte. Arno, ihr Mann, war ihrem Vater in manchen Dingen ähnlich, aber er ließ Alina viel Freiheit und stellte wenige Forderungen.

Auf sexuellem Gebiet hatte sich Alina vollkommen darauf eingestellt, zu warten, bis Arno sie dazu einlud. Es wäre ihr nie eingefallen, selbst die Initiative zu ergreifen, weil „Frauen das nicht tun". Arno fühlte sich von seiner Frau nicht begehrt und litt darunter, aber aus Angst, er könnte seine übersensible Frau verletzen, sprach er nie darüber. So litten sie beide still vor sich hin, und es kam nur noch ganz selten zur sexuellen Begegnung.

Inzwischen hat Alina gelernt, ihre sexuellen Wünsche und Bedürfnisse anzumelden, und hat keine Hemmung mehr, die Initiative zu ergreifen. Arno fühlt sich begehrt und freut sich über seine sexuell aufgewachte Frau.

Eine ganz andere Art von störendem Rollenverhalten durchlebten Lisa und Thomas. Sie hatten ihr Intimleben immer sehr genossen, bis Lisa im dritten Jahr schwanger wurde. Auf einmal zeigte Thomas kein Interesse mehr an Sex. Er hatte sich wohl auf das Baby gefreut, aber sah seine Frau jetzt mehr als „Mutterfigur" statt als Liebhaberin. Er konnte diese zwei Frauenvorstellungen nicht verbinden, und so fühlte er sich gehemmt. Dazu hatte er einmal gehört, dass schwangere Frauen Sex nicht genießen und dass es sogar für das Baby gefährlich sein könnte.

Lisa hingegen spürte gerade jetzt eine verstärkte Sehnsucht nach sexueller Erfüllung, traute sich aber nicht, ihre Wünsche auszudrücken. Tief drinnen glaubte sie, dass ihr Mann sie nicht mehr attraktiv fand. So litten sie beide still vor sich hin, und es kam nur noch ganz selten zu zaghaften sexuellen Begegnungen. Diese traurige Situation setzte sich nach der Geburt leider fort. Als das Kind fünf Monate alt war und Lisa und Thomas sich immer öfter in die Haare kriegten, suchten sie endlich eine Beratung auf.

In diesen zwei Fällen gab es kein primär „sexuelles Problem“, sondern beide Paare waren unreflektiert in die Sackgasse einer bestimmten Rollenerwartung hineingeraten. Es brauchte nur ein paar Termine, in denen sie ein neues Gesprächs- und Ausdrucksmuster ausprobieren konnten, um die falschen Erwartungen und Missverständnisse zu klären. Lisa und Thomas wissen inzwischen, dass eine Schwangerschaft normalerweise nicht das „Ende von Sex“ bedeuten muss. Als sie ihr zweites Kind erwarteten, traute sich Lisa, ihrer verstärkten Lust nachzugehen. Und seit ihr Mann begriffen hat, dass er das Wohlbefinden seiner Frau auf diese Art und Weise günstig beeinflussen kann, ist er auch ganz dafür zu haben.

Paardialog

- Wo beobachtest du in unserer Beziehung ein Ungleichgewicht?
- Was gefällt dir an meinem Verhalten am besten und was stört dich am meisten?

Destruktive Beziehungsmuster

Der Körper lügt nicht

Manchmal drückt der Körper durch Mangel an sexuellem Interesse oder der Vermeidung von Zärtlichkeit eine (unbewusste) Botschaft der Seele aus. Es können chronische Angst, versteckter Zorn, seit Langem angesammelte Bitterkeit oder ungelöste Konflikte sein. Wenn sich eine Frau grob vernachlässigt fühlt oder von ihrem Mann respektlos behandelt wird, dann hat sie mit der Zeit keine Lust mehr, mit ihm zu schlafen. Umgekehrt reagiert ein Mann auf dauerndes Nörgeln und Kritisieren seiner Frau normalerweise mit körperlicher Distanz, Kälte oder verletzendem Spott.

Sexuelle Probleme können leicht zu „Nebenkriegsschauplätzen" für andere ungelöste Konflikte werden. Drei solcher problematischer Beziehungsmuster sollen kurz geschildert werden, um zu zeigen, welche Auswirkungen negative Beziehungsmuster auf die eheliche Sexualität haben können.

Wenn eine Depression die Ehe belastet

Wenn sich ein Partner über längere Zeit in einer depressiven Stimmung befindet, kann sein Zustand die Ehebeziehung nachhaltig prägen. Der depressive Partner hat in der Regel wenig Lust auf Sex. Das kann sich unter Umständen erst nach einer medikamentösen oder psychotherapeutischen Behandlung ändern.

Bei vielen Paaren entsteht darüber hinaus eine Beziehungsdynamik, die erfüllte Sexualität verhindert. Dies ist dann der Fall, wenn der depressive Partner aufgrund seiner Gefühlsstimmung sehr viel Aufmerksamkeit beansprucht, sich resigniert, abhängig und antriebslos durch den Tag schleppt. Bald lässt sich ein Muster erkennen, in dem sich dann der andere Partner umso mehr bemüht, sich aufopfert und Initiative für gemeinsame Ziele und Unternehmungen übernimmt. Dabei entsteht ein „Oben-Unten-Gefüge" in der Beziehung. Der eine fühlt sich unfähig und vom anderen abhängig, und der andere fühlt sich als der Starke, der „Held". Diese Dynamik wird auch einen Einfluss auf die Sexualität haben.

Richard und Claudia kämpften sich seit Jahren tapfer durch den Familienalltag. Genauer gesagt, Claudia kämpfte. Richard fühlte sich seit Langem niedergeschlagen und resigniert. In seinem Beruf war er immer nur durchschnittlich zufrieden und hätte gerne mit seinen vierzig Jahren ein Angebot zur Frühpensionierung bekommen. Claudia versorgte ihre gemeinsamen drei Kinder und den Haushalt und machte eine berufliche Fortbildung, um später etwas dazuzuverdienen.

Sie kamen in die Beratung, weil sich Richard in der Beziehung enttäuscht und vernachlässigt fühlte. Er meinte, dass sich Claudia zu wenig für sein Wohlbefinden und seine Bedürfnisse einsetze. Sie entgegnete, dass für sie die Ehe zurzeit äußerst unbefriedigend sei, weil sie ihren Mann nicht mehr als Gegenüber empfinde. Im Beratungsgespräch gestand sie, dass sie für Sex keine Kraft mehr aufbrachte, obwohl sie früher Sex sehr genossen hatte. Eigentlich fehlte ihr die Lust, mit ihrem Mann zu schlafen, für den sie sich wie eine Krankenschwester emotional verantwortlich fühlte. Da Richard seine Frau auf keinen Fall verlieren wollte, musste er für seinen eigenen Gemütszustand und auch für seine Ehe vermehrt Verantwortung übernehmen. Mit Hilfe zusätzlicher medikamentöser Unterstützung gewann er neue Hoffnung, und nach längerer Zeit entwickelte sich eine mehr ausgeglichene partnerschaftliche Beziehung, in der sich Claudia zu ihrem Mann wieder neu sexuell hingezogen fühlte.

Tipps

- Üben Sie eine Woche lang Dankbarkeit, indem Sie sich jeden Abend vor dem Einschlafen wenigsten an drei Dinge erinnern, für die Sie an diesem Tag dankbar sein können.
- Fangen Sie eine Sammlung von Witzen an (die Sie sich von Freunden oder aus dem Internet holen) und erzählen Sie eine Woche lang täglich zwei gute Witze beim Abendessen.

Wenn Narzissmus die Beziehung beherrscht

Eine narzisstische Person sieht sich selbst als das Maß aller Dinge, kritisiert und korrigiert andere freizügig nach dem Motto: „Jeder hat ein Recht auf meine Meinung." Solche Menschen neigen dazu, Partner zu heiraten, die in komplementärer Art eher unsicher sind und sich leicht anpassen oder sich „um des lieben Friedens willen“ unterwerfen. Diese Art von Beziehungen geht solange gut, wie der angepasste Partner die Harmonie aufrechterhält. Früher oder später werden Enttäuschung und Bitterkeit so stark, dass sie irgendwann offen zutage treten. Meist ist das Sexualleben aber schon lange gestört, bevor die beiden über ihre Beziehung zu reden beginnen und Hilfe suchen. Solche Paare sind erst erfolgreich, wenn der narzisstische Partner eigene Veränderungseinsicht zeigt und der andere genügend Selbstbehauptung entwickelt hat, um seine/ihre Bedürfnisse zu äußern und nötige Grenzen zu ziehen. Eine glückliche Ehe erfordert ein Gleichgewicht in der Wertschätzung.

Monika und Manfred hatten sich die Lebensbereiche genau aufgeteilt: Manfred bestimmte, was zu Hause geschah, und Monika versuchte sich, so gut es ging, daran zu halten. Sie kamen in die Beratung, weil Manfred seit Monaten sexuell nicht auf seine Kosten gekommen war. Auf die genauere Frage nach ihrem Sexleben kamen vorwurfsvolle Blicke von ihm und entschuldigende Erklärungen von ihr.

Es war jedoch bald klar, dass dieses Paar zunächst einmal nicht Sexualtherapie brauchte, sondern Hilfe im täglichen Umgang miteinander. Monika berichtete, dass sie in einer für sie unerklärlichen und ungewohnten Weise wichtige Abmachungen vergessen hatte, wie die Bankauszüge ihres Mannes zu holen. Auch hatte sie an seinem freien Tag eine Freundin eingeladen, was er ihr schon seit Jahren verboten hatte. Manfred erhoffte sich von unseren Gesprächen lediglich, dass seine Frau zur Einsicht kommen würde. Sie jedoch begann, sich langsam aus ihrer ängstlichen, unterwürfigen Haltung zu lösen, was auch ein Stück Distanz zu ihm bedeutete.

Als Monika sich einer christlichen Gemeinde anschloss, erlebte sie Wertschätzung, die ihr so viele Jahre gefehlt hatte. Von der Gemeinde bestärkt, versuchte sie ihrem Mann wieder näherzukommen. Er jedoch sah in ihrem neu gefundenen Glauben ein Zeichen der Schwäche. Sie haben sich inzwischen räumlich getrennt, wobei Manfred immer noch hofft, Monika werde zu ihm zurückkommen. Er ist überzeugt, dass nur sie ein Problem hat.

Von allen in diesem Buch beschriebenen Menschen fällt es denjenigen mit narzisstischen Störungen am schwersten, eine glückliche Beziehung zu leben. Die Hauptursache liegt darin, dass sie es nicht verkraften, sich ihrer eigenen Unvollkommenheit zu stellen, und deshalb immer andere für ihr Unglück verantwortlich machen.

Paardialog

- Durch welches Verhalten mache ich dich am ehesten traurig, ängstlich oder wütend?
- Wann erlebst du mich starr, verteidigend oder anklagend?

Wenn die Ehe vernachlässigt wird

Eine vernachlässigte Ehe entsteht, wenn die Partner nicht gelernt haben, wie sie ihre Beziehung kreativ gestalten können. Oft sind es gemütliche oder auch träumerische Personen, die meinen, eine gute Ehe würde sich einfach ergeben, wenn man nur den richtigen Partner geheiratet hat. Für lange Strecken leben sie ihr eigenes Leben neben dem Partner her. Häufig sind sie zu passiv oder anderswie beschäftigt, um einander zum Liebesspiel einzuladen. Ihre Gespräche – wenn es dazu kommt – sind geprägt von einer Mischung aus passiven Vorwürfen und negativer Kritik. Jeder scheint zu warten, bis der andere einen Schritt tut, um die Beziehung zu verbessern. Am Anfang ihrer Beziehung kann ihr Sexleben ganz passabel ausfallen. Sie gehen miteinander ins Bett, wenn nicht gerade ein Fußballspiel oder romantischer TV-Film läuft. Aber sie geben ihrer Sexualität keine hohe Bedeutung, genauso wenig wie ihrer Freundschaft. Manchmal investiert sich einer der Partner übermäßig in die Erziehung der Kinder, während der andere gegenüber den Kindern eine extreme Toleranz an den Tag legt, die an Achtlosigkeit grenzt.

Elke und Georg saßen traurig und wohl etwas gelangweilt vor uns. Sie hatten einander nicht viel zu sagen, bis Elke uns eröffnete, sie hätte sich im Geheimen in einen anderen Mann verliebt. Georg ahnte das schon seit einiger Zeit, hatte aber nichts unternommen. Er erhoffte sich von unserer Beratung einige Tipps, weil er seine Frau nicht verlieren wollte. Elke war in dieser Affäre hin- und hergerissen.

In ihrem Fall brachte diese Krise eine neue Chance,

endlich über ihre Vorstellung von ehelicher Freundschaft und Engagement zu reden. Keiner von beiden hatte im Elternhaus miterlebt, was es heißt, sich um die Beziehung zu bemühen. Sie nahmen aber gerne ein paar neue kreative Tipps an, die ihnen Hoffnung für ihre Ehe versprachen. Sie besuchten sogar ein Eheseminar und haben seither an ihrer Beziehung bewusst gearbeitet. Sie lasen gemeinsam das Buch „Die fünf Sprachen der Liebe“[9] und haben begonnen, sich darüber auszutauschen. Vielleicht sind sie noch nicht bei einem „Happy End“ angelangt, aber sie sind miteinander unterwegs statt nebeneinander.

Paardialog

- Wodurch fühlst du dich von mir besonders geliebt und wertgeschätzt?
- Was könnten wir gemeinsam unternehmen, um unserer Ehe neuen Schwung zu geben?

Wenn Paare Eltern werden

Pflege der Partnerschaft

Wir haben schon eingangs erwähnt, dass Kinder einer Partnerschaft eine ganz neue Dimension hinzufügen. Vieles davon ist bereichernd und schön, manches jedoch sehr herausfordernd. Eines ist klar: Wenn aus Paaren Eltern werden, dann fängt auch für das Liebesleben der beiden eine neue Phase an.

Ein Baby zu zeugen und auf die Welt zu bringen, ist eine gewaltige Sache und hat meistens eine verbindende Wirkung auf das Paar. Aber wenn die ersten aufregenden Wochen vorbei sind, merken die beiden, dass ihr Leben, einschließlich ihres Sexlebens, nie wieder dasselbe sein wird! Sie können am Wochenende nicht mehr lange schlafen und dann gemütlich Sex genießen, bevor sie aufstehen. Und oft scheint es, dass sich das Baby immer gerade dann meldet, wenn sie sich eine romantische Stunde gönnen möchten.

Sobald Kinder da sind, verliert ein Ehepaar ein großes Stück Freiheit und Spontaneität. Es ist nicht mehr so leicht, sich den Lustgefühlen zu widmen, wenn sie aufkommen. Die beiden größten Stresszeiten einer Ehe erlebt man zunächst, solange die Kinder klein und von den Eltern total abhängig sind, und dann später, wenn sie Teenager sind und die Eltern dauernd herausfordern. Weil wir beide Phasen erlebt (und überlebt!) haben, wissen wir, wovon wir reden. In den Jahren, als die Kinder zwischen vier und zwölf Jahre alt waren, schien das Leben am ehesten ruhig und regelmäßig zu sein. Die Kinder waren abends alle zu einem gewissen Zeitpunkt im Bett, und wir konnten dann mit einer ungestörten Zeit rechnen. Aber je älter sie wurden, umso unregelmäßiger und bewegter wurde unser Familienleben. Die Teenies mit ihren verschiedenen Freunden und Aktivitäten kamen und gingen rund um die Uhr, und außer der Schulzeit war es schwer, eine ungestörte Zeit für uns als Paar zu finden. Der Vorteil der Teenagerzeit war allerdings die zunehmende Freiheit und Unabhängigkeit, die wir als Eltern genießen konnten. Es war wieder möglich, am Abend auszugehen oder sogar für einige Tage wegzufahren, ohne zuerst einen Babysitter zu organisieren.

Jetzt, wo wir wieder ein leeres Nest haben, genießen wir es, wie unkompliziert das Leben zu zweit ist. Sex kann wieder spontan und unüberlegt sein – wann und wo immer wir wollen.

Wir sind nicht mehr beschränkt auf unser Schlafzimmer hinter verschlossenen Türen und müssen auch nicht mehr warten, bis die Kinder eingeschlafen oder anderswie beschäftigt sind. Gut, dass wir in Übung geblieben sind und unser Sexleben nicht total auf Sparflamme eingestellt hatten!

Darum möchten wir Ihnen, liebe junge Eltern, Mut machen, Ihrem Liebesleben hohe Priorität einzuräumen. Sie sind nicht nur Mama und Papa! Natürlich gibt es Phasen, wo Ihre ganze Zeit und Energie auf das Kind gerichtet ist, zum Beispiel die ersten Wochen nach der Geburt oder wenn ein Kind krank ist. Aber sobald wie möglich sollte Ihr Partner wieder in den Blick kommen. Wie machen Sie das? Reservieren Sie sich Zeitfenser von Unterbrechungen durch Kinder, Telefon usw. Es ist nicht unbedingt das Ziel von solchen „Paarzeiten“, dass Sie Sex miteinander haben. Aber indem Sie Gelegenheiten schaffen, wo Sie einander als Mann und Frau, als Freunde und Geliebte begegnen, verbessern Sie die Chancen für eine romantische Begegnung. Hier ist unser Formel für garantierte Intimität:

- Fünfzehn Minuten pro Tag: *Partner-Check*
  Reden Sie miteinander über den Tag, wie es Ihnen ergangen ist, über Ihre Erlebnisse, Reaktionen, Gefühle und Wünsche. Vielleicht können Sie anschließend miteinander über diese Angelegenheiten auch beten.
- Ein Abend in der Woche: *Partnerabend*
  Hier geht es darum, einfach füreinander da zu sein, um einander zu genießen. Sie könnten zusammen baden oder duschen, einander eine Massage geben, zusammen einen Film ansehen, miteinander kuscheln, reden oder beten oder ein Buch lesen und diskutieren.
- Ein Tag im Quartal: *Partnertag*
  Für diesen Tag müssen Sie von zu Hause und Ihren Verpflichtungen wegkommen, um gemeinsam aufzutanken und zu entspannen. Unternehmen Sie etwas, was Ihnen beiden Spaß macht und Ihnen hilft, das Leben zu genießen, zum Beispiel einen Wandertag, einen Skitag, einen „Wellness“-Tag in einer Therme oder einen Stadtbummel mit einem Abstecher ins Kaffeehaus ...
- Ein Wochenende im Jahr: *Hochzeitsurlaub*
  Ein Wochenend-Miniurlaub muss nicht teuer sein. Sie können mit dem Fahrrad neue Plätze entdecken oder an altbekannte Orte zurückkehren. Wenn es möglich ist, könnten Sie sich zwei Nächte in einer netten Pension oder einem Privatquartier gönnen. Es geht darum,

dass Sie wirklich abschalten, ausruhen und einander genießen können.

Wenn Sie wenigstens diese Zeiten einhalten, sind Sie gut dran. Für viele Paare ist es eine große Herausforderung, solche „kinderfreien“ Zonen zu schaffen. Jemanden für die Kleinen zu finden, das alles zu organisieren und das nötige Geld aufzutreiben, ist nicht leicht. Aber die Investition lohnt sich, denn so bleibt Ihre Liebesbeziehung durch die Jahre dynamisch. Und denken Sie daran: Wenn es Mama und Papa miteinander gut geht, dann fühlen sich ihre Kinder geborgen und glücklich.

Wenn Kinder ausbleiben

Genauso wie Kinder eine besondere Herausforderung für das Liebesleben eines Ehepaares darstellen, so kann auch die ungewollte Kinderlosigkeit zu einem Problem werden. Viele Paare wünschen sich sehnlich Nachwuchs, doch ohne Erfolg. Oft sind sie bereit, alles zu tun, um ein Baby zu bekommen. Sie zahlen viel Geld, lassen unangenehme Tests über sich ergehen und folgen genauestens den medizinischen Anweisungen. Das schließt meistens detaillierte Verhaltensanweisungen für ihren Geschlechtsverkehr mit ein.

In solchen Situationen ist es leicht möglich, dass der Geschlechtsakt nur noch zum Zeugungsverfahren reduziert wird. Verständlicherweise müssen Liebe und Leidenschaft füreinander unter diesem Stress leiden. Die monatliche Enttäuschung jedes Mal, wenn die Menstruation wieder eintritt, ist meistens groß. Wenn Sie sich in einer solchen Situation befinden, sollten Sie sich dieser Gefahr bewusst sein. Sie brauchen verstärkt die gegenseitige Bestätigung, dass Ihre Liebe zueinander an erster Stelle steht!

Gemeinsam verantwortete Familienplanung

Das Leben scheint manchmal wirklich unfair zu sein! Während manche Paare alles unternehmen, um ein Kind zu bekommen, brauchen andere sich scheinbar nur anzusehen – und schon ist die Frau schwanger! Für solche Ehen kann allerdings die Angst vor einer ungewollten Schwangerschaft ein echtes Problem darstellen. Bis die beiden eine zufriedenstellende Methode der Empfängnisverhütung entdecken, wird ihr Liebesleben wahrscheinlich von Angst und Unsicherheit überschattet sein. Meistens ist es die Frau, die aus Furcht vor den Folgen nicht mehr so frei und unbeschwert den Geschlechtsakt genießen kann.

Heutzutage gibt es viele verschiedene Möglichkeiten für Empfängnisverhütung, und jede Methode hat ihre Vor- und Nachteile. Es gehört zur partnerschaftlichen Reife, sich darüber gut zu informieren, welche Methode der jetzigen Lebenssituation am besten entspricht. Ganz eindringlich möchten wir betonen, dass die Entscheidung über die Art der Empfängnisregelung von beiden Partnern gemeinsam verantwortet werden muss. Dies ist eine Frage der partnerschaftlichen Ethik und des gegenseitigen Respekts.

Paardialog

- Wie geht es dir mit unserer Methode der Empfängnisregelung und unserer Familienplanung?
- Was tut dir auf sexuellem Gebiet gut, was macht dir am ehesten Angst?

Untreue in der Ehe

Es war in unserem fünften Ehejahr, als wir die Nachricht erhielten, dass ein bekannter Referent und Autor, den wir beide sehr schätzten, Ehebruch begangen hatte. Wir waren total schockiert. Das durfte nicht wahr sein! Wir haben uns hingesetzt und uns in die Augen geschaut. Mit Angst und Entsetzen mussten wir uns eingestehen: „Wenn das *ihm* passieren konnte, dann könnte es *uns* auch passieren!"

Bis dahin waren wir über den „Sicherheitszustand" unserer Ehe sehr zuversichtlich gewesen und im Nachhinein gesehen ziemlich naiv. Wir hatten geglaubt, wenn zwei Menschen sich lieben, eine gute Ehe führen und dazu noch gläubige Christen sind, kann so etwas nicht geschehen. Inzwischen wissen wir, dass solche Merkmale noch keine Garantie gegen Untreue sind. Eigentlich sollte niemand behaupten: „So was kann mir nie passieren!"

Weil wir in unserer Beratung und in unserem Freundeskreis immer öfter mit diesem Thema konfrontiert sind, finden wir es wichtig, es in diesem Buch aufzugreifen.

Was ist eigentlich eine Affäre? Wo fängt sie an? Ist Ehebruch oder Untreue nur eine körperliche Sache bzw. nur, wenn Geschlechtsverkehr stattfindet, oder geht es da um mehr?

Nach Erkenntnissen der Ehetherapeutin und Autorin des Bestsellers „Not Just Friends!"[10], Shirley Glass, fängt Untreue viel früher an, als wenn zwei sich im Sexakt vereinigen. Leidenschaftliches Küssen oder oraler Sex mit einem anderen als dem Ehepartner ist ein Bruch des Eheversprechens. Zudem geht solchen körperlichen Berührungen meist eine seelische Intimität voraus.

Emotionale Untreue erkennt man an einer Kombination folgender Merkmale: Geheimnistuerei, erotische Funken (auch wenn sie nicht ausgelebt werden) und seelische Intimität. Wenn ein Mann und eine Frau als Singles sich gut verstehen, gerne zusammen sind und sich „auf gleicher Wellenlänge" erotisch angezogen fühlen, dann könnten die Hochzeitsglocken klingen. Aber wenn einer oder beide schon verheiratet sind, dann sollten die Alarmglocken läuten!

Affären fangen oft sehr unschuldig an, wobei keiner von beiden bewusst eheliche Untreue vorhat. Eine Hauptarena, wo Affären keimen können, ist der Arbeitsplatz. Die meisten berufstätigen Menschen verbringen mehr Zeit mit ihren Arbeitskollegen und -kolleginnen als mit ihren Ehepartnern. Kein Wunder, wenn sich mit der Zeit langsam eine Beziehung entwickelt von Arbeitskollegen zu Freunden und von „nur" Freunden zu Intimpartnern.

Vielleicht müssen zwei gemeinsam an irgendeinem Projekt arbeiten. Sie überlegen zusammen, wie sie das am besten angehen, tauschen ihre Ideen aus, erarbeiten kreative Lösungen und sind total auf ihr gemeinsames Projekt konzentriert. Und ganz nebenbei, ohne dass sie es merken, wachsen sie zusammen. Das ist ganz normal und Zeichen einer guten Beziehung unter Kollegen. Nur sollten sich Verheiratete bewusst sein, wo die Gefahren liegen.

Shirley Glass schlägt ein hilfreiches Konzept von „Fenstern und Schutzmauern" vor: In einer gesunden Ehe machen wir gegenüber unseren Partnern dauernd Fenster auf. „Ich öffne mich, und du darfst in meine Seele hineinsehen.“ Ich erzähle meinem Partner Dinge, die ich sonst niemandem erzählen würde. Er/sie kennt mein Herz besser als jeder andere. Und zur Außenwelt hin, vor allem wenn es um das andere Geschlecht geht, richte ich Schutzmauern auf. Nicht, dass ich mich nicht in andere Beziehungen einbringe, aber ich bewahre eine gewisse Distanz, weil mein Herz meinem Partner gehört.

Doch manchmal vertauschen wir Fenster und Schutzmauern. Wir öffnen Fenster nach außen zu anderen Menschen und bauen Schutzmauern innerhalb der Ehe auf. Wenn Ihr „Freund“ mehr über Ihren seelischen Zustand und über Ihre Ehe weiß als Ihr Ehepartner über Ihren „Freund“, dann befinden Sie sich in gefährlichen Gewässern. Falls Sie unsicher sind, ob die Situation wirklich ernst ist, können Sie sich anhand folgender Fragen selbst prüfen:

- Bespreche ich persönliche Angelegenheiten mit meinem Freund/meiner Freundin – ob es positive Dinge sind wie Freuden und Hoffnungen, oder schmerzliche wie Frustration, Ängste, und Sorgen?
- Spüre ich weniger Bedürfnis, mit meinem Ehepartner darüber zu reden, wenn ich nach Hause komme, weil die Austauschzeit mit meinem Freund/meiner Freundin so befriedigend war?
- Wenn mein Freund/meine Freundin und ich in der Öffentlichkeit sind, berühren wir uns da anders, als wenn wir alleine sind?
- Würde es mir etwas ausmachen, wenn mein Partner wüsste, worüber wir miteinander sprechen und wie wir miteinander umgehen?

Was Paare über Untreue wissen sollten

Eine glückliche Ehe ist kein Impfstoff gegen Untreue. Wir sind alle Menschen aus Fleisch und Blut. Sich von einer anderen Person angezogen zu fühlen, ist normal und kann jedem von uns passieren. Aber darüber zu fantasieren, wie es wohl wäre, mit dieser Person zusammen zu sein, ist ein Gefahrenzeichen. Flirten ist für verheiratete Leute kein harmloses Spiel, sondern eine Überschreitung der Sicherheitszone, da es signalisiert, dass man für eine Einladung offen ist. Bei Treue geht es nicht nur um Liebe oder Sex. Es geht darum, anderen Menschen gegenüber angemessene Grenzen einzuhalten, um in der eigenen Beziehung liebende und kreative Energie zu haben.

Eine gelingende Ehe, die auch nach vielen Jahren noch lebendig und glücklich ist, fällt uns nicht in den Schoß, sondern sie ist das Ergebnis von viel Arbeit und Investition. Wenn die meisten persönlichen Bedürfnisse einschließlich emotionaler und sexueller Intimität in der Ehe erfüllt sind, dann wird die Anziehungskraft eines anderen Partners nicht so stark sein.

Wenn es dennoch passiert: Was sind die Warnsignale oder Gefahrenzeichen, die man beim untreuen Partner feststellen kann?

Manchmal hat man keine Ahnung, dass der Partner eine Affäre hat, weil seine Reaktionen absolut normal erscheinen. Vielleicht kann der Ehemann seiner Frau sogar direkt in die Augen schauen und sie überzeugen, es sei nichts los. Folgende verdächtigen Signale könnten auch ein Hinweis auf etwas ganz anderes sein als eine Affäre, zum Beispiel eine Depression oder Midlife-Krise. Wenn jedoch ein

Muster ungewöhnlichen Verhaltens über einen längeren Zeitraum auftritt, ist ein realistischer Verdacht durchaus gerechtfertigt.

- Privatsphäre: Vermehrt private Telefonanrufe; langes Aufbleiben, um den Computer zu benützen, nachdem alle anderen im Bett sind.
- Zeitpläne: Mehr Zeit weg von zu Hause; längere Arbeitszeit; mehr Reisen außerhalb der Stadt; mehr dienstliche Abend- und Wochenend-Meetings. Ein plötzliches und intensives Interesse in einer neuen Aktivität, die bewusst nicht mit dem Partner geteilt wird.
- Persönliche Gewohnheiten: Beschäftigung mit dem eigenen Aussehen; abrupte Veränderung der Frisur oder des Kleidungsstils; Bestrebungen abzunehmen oder Veränderungen des Essverhaltens; Einkauf von neuer, sexy Unterwäsche.
- Kinder: Ungleichmäßige und inkonsequente Aufmerksamkeit gegenüber den Kindern – manchmal wütend und ungeduldig, manchmal sie mit Aufmerksamkeit überschüttend; übersehen der Details in den Tagesabläufen der Kinder.
- Geld: Weniger offen, wenn es um Ausgaben geht; Gehaltszahlungen fehlen auf dem Bankkonto, oder es entstehen fragliche Ausgaben mit einer Kreditkarte.
- Persönlicher Umgang mit dem Partner/der Partnerin: Unvorhersehbares Verhalten, das manchmal in Zurückweisung, dann wieder in extremer Anhänglichkeit ausfällt; sie kann das Gefühl vermitteln, sie würde lieber alleine sein und möchte nicht reden oder berührt werden; er kann Streit beginnen und erhitzt davonlaufen, um für einige mysteriöse Stunden wegzubleiben.

- Sex und Zärtlichkeit: Kann erhöhte sexuelle Bedürfnisse haben; Sex ist möglicherweise leidenschaftlicher; neue Techniken können ausprobiert oder verlangt werden. Oder es entsteht eine Vermeidung sexuellen Kontakts; weniger spontane Zuneigung und weniger romantische Küsse.
- Soziales Leben: Vermeiden, den Partner in gewohntem sozialem Umfeld mit Leuten aus der Arbeit oder Nachbarschaft teilnehmen zu lassen; oder möchte mehr mit anderen ausgehen und vermeidet das Alleinsein mit dem Partner/der Partnerin.

Hilfe, unser Haus brennt!

Wenn eine Affäre ans Licht kommt, wird der betrogene Partner traumatisiert. In einem einzigen Augenblick bricht seine/ihre Welt zusammen. In kaum einer Situation werden der Schmerz und die Dringlichkeit, eine folgenschwere Entscheidung zu treffen, deutlicher als nach der Erschütterung einer Beziehung durch Ehebruch.

Ein Ehebruch ist vergleichbar mit einem Gebäude, das Feuer gefangen hat. Die Bewohner des Hauses merken es oft zunächst gar nicht und müssen manchmal von außen alarmiert werden. Solange es brennt, geht es zunächst um das nackte Überleben. Dazu versuchen sie zu retten, was zu retten ist. Dann müssen sie abwarten, bis die größte Gefahr vorüber ist. Nach Verlöschen des Feuers sind die Überlebenden einerseits froh, dass die akute Gefahr vorbei ist, empfinden aber nun den Verlust von Hab und Gut umso intensiver. Bald müssen sie den Schaden ansehen und feststellen, ob sich eine Instandsetzung lohnt oder ob es besser wäre, die Brandruine abzutragen.

Ganz ähnlich ergeht es einem Partner, der durch Untreue des anderen betrogen wurde. Im Beziehungsgebälk brennt es, und er weiß oft nicht, wie er das Feuer löschen kann. In Panik greift er vielleicht noch zum falschen Mittel oder schaut lange wie gelähmt zu. Dann kommt in den meisten Fällen der Zeitpunkt, wo der andere versichert, dass die Affäre vorbei ist. Das Feuer scheint gelöscht, und manchmal ist es auch gelöscht. Doch im verletzten Partner machen sich jetzt Verlassensängste, Gefühle der Ungeborgenheit, der Hilflosigkeit und Trauer breit. Bald vermischen sie sich mit Wut, Ärger und vielleicht mit Rachegedanken oder Selbstmordfantasien.

Der untreue Partner möchte aber jetzt vielleicht wieder ganz neu anfangen, möchte das Geschehene so schnell wie möglich vergessen. Dann fällt der Satz: „Kannst du mir nicht einfach vergeben und in die Zukunft schauen?" Nein, einfach vergeben kann man nicht, denn Vergebung ist nie einfach. Besonders nach einer so tiefen Vertrauenserschütterung, wie sie durch einen Ehebruch erlebt wird, dauert es lange, bis Vergebung, Versöhnung und Wiederherstellung möglich sind.

Der Heilungsprozess

Ein normaler Heilungsprozess durchläuft häufig folgende Stationen:

- Sich den Schmerz und die Erniedrigung eingestehen: „Ich gebe zu, unser Haus brennt."

- Alles tun, um zerstörendes Verhalten zu stoppen: „Das Feuer muss gelöscht werden."
- Die Gefühle von Trauer und Zorn annehmen und dazu stehen: „Ich sitze in der Asche und versuche zu überleben."
- Den Schaden genau abschätzen: „Wie viel ist zerstört und was ist verschont geblieben?"
- Mit einem erfahrenen Berater/einer Beraterin den Wiederaufbau durchdenken: das Architektengespräch.
- Beide Partner tun ihr Bestes, um die Ehe zu erneuern und zu vertiefen. Das neue Haus ist meist nicht eine Kopie des alten, sondern hat neue Dimensionen.

Noch einmal zur Erinnerung: Das Thema „Vergeben" darf nicht gleich als erster Schritt angegangen werden! Wenn es nämlich zu früh kommt, besteht die Gefahr, dass nicht richtig getrauert wurde oder man sich nicht genügend Zeit genommen hat, den eigenen Teil der Verantwortung für „den Brand" zu übernehmen. Wenn sie aber zu spät oder gar nicht kommt, wird ein Neuanfang ebenfalls kaum gelingen.

Wir möchten dieses Thema mit einem ermutigenden Abschnitt abschließen. Falls Sie selbst unter den schmerzhaften Folgen einer Affäre leiden, brauchen Sie nicht zu verzweifeln. Wenn Sie beide bereit sind, neu an sich und an Ihrer Beziehung zu arbeiten, dann können Sie mit professioneller Hilfe Ihre Ehe nicht nur retten, sondern auf ein neues Niveau heben. Das geschieht natürlich nicht über Nacht und erfordert viel Einsatz. Paare, die nach einer Affäre ganz bewusst an ihrer Beziehung gearbeitet haben, haben uns erzählt, wie ihre Ehe im Nachhinein viel stärker und schöner geworden ist. Sie würden niemandem den furchtbaren Schmerz wünschen, aber sie sind froh und dankbar, nicht aufgegeben zu haben.

Paardialog: Wie verwundbar ist unsere Beziehung?

Beantworten Sie die folgenden Aussagen zunächst allein, mit „Ja", „Manchmal" oder „Nein". Vergleichen Sie dann Ihre Antworten miteinander.

- Wir hatten bereits vor unserer Heirat Probleme, einander zu vertrauen.
- Unsere Ehe dreht sich um unsere Kinder.
- Mein Ehepartner verbringt zu viel Zeit fern von zu Hause.
- Mein Partner stellt sich selten auf meine Seite.
- Wir haben uns auseinanderentwickelt.
- In Krisenzeiten habe ich mich allein und nicht unterstützt gefühlt.
- Bei wichtigen Entscheidungen hat nicht jeder dasselbe Gewicht.
- Wir sind stark uneins über die Häufigkeit von Sex.
- Unsere Ehe gleicht manchmal eher einer Eltern-Kind-Beziehung als einer Beziehung zwischen Gleichgestellten.
- Wir fühlen uns nicht so wohl, einander unser Inneres zu offenbaren.
- Wir kehren Dinge öfters unter den Teppich, sodass wir kaum streiten.

- Es gibt eine Ungleichheit, wie wir uns in die Beziehung einbringen.
- Ich habe wenig Einfluss auf meinen Partner, mir meine Wünsche zu erfüllen.
- Ich weiß nicht, ob ich meinen Partner wirklich liebe.
- Nach einem Streit wissen wir nicht, wie wir uns wieder versöhnen können.
- Wir haben nicht sehr viel gemeinsam.

Wenn Sie mehr als sechs Aussagen mit „Ja“ beantwortet haben, sollten Sie wahrscheinlich eine Seelsorge oder Eheberatung aufzusuchen, um Ihre Ehe aus der Gefahrenzone zu bringen.

Solo-Sex

Selbstbefriedigung

Schon bei Kleinkindern kann man beobachten, wie sie ihre Genitalien mit den Händen entdecken und dabei offensichtlich angenehme Gefühle empfinden. Das ist ganz normal und ein Zeichen für gesundes Körperbewusstsein. Im Jugendalter entdeckt der Mensch unter dem Druck des hormonalen Wachstums seinen Körper wieder ganz neu. Man könnte sagen, dass die genitale Selbstbefriedigung in der Pubertät einen natürlichen Ausdruck der psychosexuellen Entwicklung darstellt. Bei Jungen kommt sie aufgrund des Testosterons wesentlich häufiger vor als bei Mädchen. Auch später, bei erwachsenen Singles, ist es ein verständlicher Ausdruck, sich selbst genital zu spüren und den eigenen Körper sexuell zu genießen.

Um Missverständnissen vorzubeugen: Niemand braucht Selbstbefriedigung, um sich gesund zu entwickeln, weder körperlich noch seelisch. Genauso wenig schadet sie, was über Jahrhunderte fälschlicherweise behauptet wurde. Es kann allerdings für die Entwicklung der Selbstdisziplin sehr hilfreich sein, eine Zeit lang die sexuelle Spannung auszuhalten, anstatt sie durch Masturbation immer gleich abzubauen. Wenn ein Mensch jedoch süchtig geworden ist, sodass er sich regelmäßig und häufig selbst befriedigen muss, sollte er sich dringend fragen, welche Defizite er mittels genitaler Selbstbefriedigung auffüllen möchte. Oft sind es Versagensängste, Einsamkeit oder Beziehungsschwierigkeiten, die auf diesem Weg überwunden werden sollen. Die

Gefahr liegt nicht in der Selbstbefriedigung selbst, sondern in der Art, wie sie als emotionaler „Lückenbüßer“ missbraucht wird. Ähnliches könnte man natürlich auch über andere Arten von Suchtverhalten sagen, wie Essstörungen, Fernseh- oder Kaufsucht. Es gibt sicher auch manche Situationen, in denen Selbstbefriedigung natürlich und hilfreich sein kann, zum Beispiel wenn ein Ehepartner längere Zeit schwer krank oder gestorben ist.

Wenn ich den Partner ausblende

Was aber bedeutet es, wenn ein Ehepartner in einer normal funktionierenden Ehe noch regelmäßig masturbiert? Dafür gibt es mehrere mögliche Gründe. Zunächst einmal kann es sein, dass der betroffene Partner nie ganz aus seinem sexuellen Teenager-Verhalten herausgewachsen ist. Möglicherweise ist er inzwischen süchtig geworden und braucht die Masturbation als regelmäßiges Mittel gegen Gefühle der Einsamkeit, des Misserfolgs oder der Angst. Manche befriedigen sich selbst, wenn sich ihr Partner emotional zurückzieht, sie kritisiert oder sonst irgendwie verletzt hat.

Andere suchen auf diesem Weg ein sexuelles Erleben ohne die partnerschaftliche Verantwortung. Ein Mann hat sein Dilemma einmal so ausgedrückt: „Wenn ich mit meiner Frau zusammenkomme, ist es meistens sehr schön, aber für mich ist es immer auch eine Anspannung. Ich darf nicht zu früh kommen, muss herausfinden und erfühlen, auf welcher Stufe sich meine Frau befindet, wann sie soweit ist und was sie möchte. Das hat zwar seinen eigenen

Reiz, ist aber auch anstrengend. Dann, nach meinem Orgasmus, bin ich entspannt und möchte am liebsten schlafen. Sie aber möchte noch gehalten werden, und wenn sie noch gar keinen Höhepunkt erreicht hat, möchte sie gestreichelt oder manuell stimuliert werden. Im Vergleich dazu ist Solo-Sex unkompliziert. Ich brauche auf niemanden zu warten, muss hinterher keine Streicheleinheiten vergeben und vor allem, ich brauche keine Korrektur oder Kritik zu befürchten."

Wenn ein Partner in der Ehe regelmäßig masturbiert, fühlt sich der andere fast immer als Versager oder irgendwie schuldig und fragt sich, ob mit ihm vielleicht etwas nicht in Ordnung ist. Diese Tatsache ist auf jeden Fall ein großes Hindernis für ein wachsendes Liebesleben. Die entscheidende Frage ist da nicht, ob Selbstbefriedigung an sich in Ordnung ist oder nicht, sondern wie es beiden damit geht. Einfühlsame und ehrliche Gespräche können eine Klärung schaffen. Wenn Masturbation allerdings bereits zur Sucht geworden ist, die man nicht mehr im Griff hat, wird sie mit Sicherheit die Ehebeziehung negativ beeinflussen und bedrohen, und es wird höchste Zeit, Beratung oder Seelsorge in Anspruch zu nehmen.

Paardialog

- Was denkst du über Selbstbefriedigung?
- Welche Rolle spielt sie in unserer Beziehung?

Wenn die Fantasie süchtig wird

Pornografie bedeutet in jedem Fall für die sexuelle Romantik der Ehe eine Bedrohung. Wir sprechen hier nicht von der Darstellung nackter Menschen in ihrer ästhetischen Schönheit. Dies kann für die Betrachter erhebend wirken und zur Dankbarkeit gegenüber Schöpfer und Geschöpf anregen. Auch ist damit nicht eine offene und informative Sexualliteratur oder ein Film mit kreativen Ideen für das Liebesleben gemeint.

Bei Pornografie geht es immer um etwas anderes, nämlich um die selbstzweckhafte und übersteigerte Darstellung menschlicher Sexualorgane oder sexueller Vorgänge, die in spekulativer Absicht das Triebverlangen des Konsumenten stimulieren sollen. Durch die pervertierte Darstellung des menschlichen Körpers, der geschlechtlichen Begegnungen oder durch die Verbindung mit Gewalt oder anderen Perversionen vergiftet sie zunächst die Fantasie. Dann weckt sie falsche Vorstellungen von Faszination in der Sexualität und entfremdet immer von der Wirklichkeit. Regelmäßige Pornokonsumenten verlieren deshalb mit der Zeit Freude an der natürlichen Sexualität und brauchen oft etwas Ausgefallenes, um erregt zu werden oder zu bleiben. Heute ist der Zugang zu Pornografie durch das Internet gefährlich leicht, und es braucht eine grundsätzliche Entscheidung, die regelmäßig am Bildschirm auftauchenden Einladungen nicht anzuklicken, wenn man seine Fantasie und mit ihr sein Herz nicht an die Sexsucht verlieren will.

Aufgrund der leichteren visuellen Stimulierbarkeit des Mannes ist Pornografie für ihn meist die größere Versuchung als für die Frau. Für sie ist es eher romantische Literatur oder ein Film, der sie in eine ebenso unwirkliche Welt entführt. Ähnlich wie beim Drogenmissbrauch liegt das erhoffte Ziel und das tatsächliche Ergebnis weit auseinander: Man verspricht sich Freiheit und Ekstase und handelt sich auf lange Sicht Versklavung und Langeweile ein.

Beim Pornokonsum wird ähnlich wie bei der Drogenabhängigkeit die sinnliche Wahrnehmung nur kurzfristig aufgeputscht, langfristig jedoch betäubt und gelähmt. Dadurch wird es für Süchtige immer unmöglicher, im Hier und Jetzt zu sein und sich selbst und den Sexpartner ganzheitlich wahrzunehmen. Sexsüchtige Menschen verlieren die Fähigkeit zu erfüllter Sexualität und erleben dadurch das genaue Gegenteil dessen, was sie sich erhofft hatten. Falls Sie regelmäßig Pornografie konsumieren, sollten Sie dringend eine Beratung oder Seelsorge aufsuchen, wenn Sie Ihre Ehe retten und Ihre Sexualität langfristig wieder genießen wollen.

Online-Affären

Online-Affären sind ein wachsendes Phänomen, das viele Ehen bedroht. Dabei suchen Menschen intime Beziehungen über einen Internet-Chatroom. Die meisten, die an solchen „virtuellen Liebeleien“ beteiligt sind, bewerten das nicht als Betrügen des Partners, weil sie keinen körperlichen Kontakt mit der betroffenen Person haben. Aber sie irren sich! Sehr oft entwickelt sich aus diesen anfänglich neugierigen Internet-Beziehungen mit der Zeit eine gefühlsmäßige Bindung, die die Ehe bedroht. Sie beginnen ganz unschuldig mit: „Wie geht es?" und eskalieren dann.

Verständlicherweise fühlen sich die betrogenen Partner meist sehr verletzt, weil hier sexuelle und emotionale Energie aus der Beziehung abfließt. Anzeichen dafür, dass ein Partner in eine Online-Affäre verstrickt sein könnte, sind: Veränderter Schlafrhythmus, Vernachlässigung der Familien- oder Berufsverpflichtungen, nachweisliches Lügen, Verlust von sexuellem Interesse, vermindertes Interesse am Partner allgemein bis zur Vernachlässigung der Ehebeziehung und der Familie. Opfern Sie Ihre Ehe nicht dem Internet! Benutzen Sie dieses großartige Medium als hilfreiche Informationsquelle, aber nicht als Freizeitangebot und schon gar nicht als Beziehungsersatz.

Tipps

- Besuchen Sie zum Beispiel gemeinsam das empfehlenswerte Theaterstück „Gut gegen Nordwind" nach dem gleichnamigen Roman von Daniel Glattauer (Wien 2006).
- Wenn Sie beide regelmäßig den Computer benutzen, erzählen Sie sich regelmäßig von den Informationen, die Sie abrufen, und von der Zeit, die Sie im Internet verbringen.
- Bitten Sie Ihren Partner und mindestens einen Freund konkret um Hilfe, wenn ein interessantes Internet-Angebot für Sie zur Gefahr wird oder bereits Macht über Sie ausübt.

Mut zur Sexualberatung

Wenn Sie als Paar trotz guter Gesprächskultur keine befriedigende Lösung für Ihre sexuellen Probleme gefunden haben, sollten Sie eine professionelle Beratung aufsuchen. In der Sexualberatung geht es darum herauszufinden, ob ein sexuelles Problem primär oder sekundär ist. Der Unterschied liegt darin, ob das aktuelle Problem ein Grundauslöser oder die Folge einer gestörten Beziehung ist. Wenn es Probleme auf der Beziehungsebene gibt, werden zuerst die Muster der wechselseitigen Reaktionen verbessert, bevor man direkt die sexuellen Probleme angeht.

Paare werden angeleitet, miteinander offen über ihre Beziehung zu reden und zwar so, dass Ängste abgebaut werden und Freude an der natürlichen sexuellen Reaktion aufkommt. Die meisten Sexualtherapieansätze sind verhaltenstherapeutisch orientiert, das heißt, sie bestehen aus einer Kombination von *Gesprächsanleitung, Informationseinheiten und Berührungsübungen.* Dabei lernt das Paar mehr über den menschlichen Körper, dessen Funktion, über sexuelle Erfahrungen und über einander. Alle körperlichen Übungen werden zu Hause gemacht, wenn die Partner miteinander allein und entspannt sind. Eine gute professionelle Sexualberatung kann folgendermaßen wirken:

- Sie verändert das bisherige destruktive Sexualsystem. Das sichere Umfeld, das durch Sexualberatung geschaffen wird, bietet dem Paar die Gelegenheit, Neues zu lernen und befreiter miteinander umzugehen.

- Sexuelle Konflikte werden leichter gelöst, wenn die Partner behutsam an sexuelle Erfahrungen herangeführt werden, die sie bisher vermieden haben.
- Die Übungen bringen bis dahin unbewusste psychische und beziehungsmäßige Konflikte zum Vorschein, die wichtige Informationen für die weitere therapeutische Intervention geben können.

Eine professionelle Sexualberatung zielt darauf ab, Angst- und Versagensgefühle zu verringern und neue, gewünschte Muster der sexuellen Begegnung aufzubauen. Die Partner sollen die natürlich angeborene Reaktion des Körpers auf sexuelle Stimulation zulassen und genießen lernen. Es geht also darum, dass jede Person

- gute Kenntnis über die Funktionen des eigenen Körpers und den des anderen hat,
- sich der eigenen Bedürfnisse und Gefühle bewusst wird und dafür Eigenverantwortung übernimmt,
- lernt, sich darauf zu konzentrieren, was einem selbst Lust und Freude bringt, ohne sich gleich Gedanken zu machen, was denn der Partner/die Partnerin möchte,
- bereit ist, offen über die sexuelle Erfahrung zu reden,
- anerkennt, dass Sex nicht nur auf Koitus oder auf Orgasmus beschränkt ist, sondern den freudvollen Genuss von Körper, Seele und Geist der beiden Partner mit einschließt.

Sonja und David waren seit einem Jahr verheiratet und eigentlich wirklich gute Freunde. Sie standen beide in einem verantwortungsvollen Beruf, sodass sie sich an mehreren Tagen pro Woche nicht sahen. Die Wochenenden gehörten jedoch ihnen ganz allein, wo sie segeln gingen oder ihr kleines Haus renovierten. Lange war es ihnen gar nicht so richtig aufgefallen, dass sie eigentlich seit den Flitterwochen kaum Sex miteinander hatten. Sie verstanden sich ja als Menschen und Freunde bestens. Langsam jedoch machte sich Sonja Sorgen, warum ihr Mann sie nicht mehr sexuell begehrte. Er konnte es sich auch nicht erklären, war aber bereit, zu einer Beratung mitzukommen.

Die ersten Gespräche und die Körperübungen zu Hause brachten nicht den erhofften Erfolg, den Sonja sich gewünscht hatte. Sie machten jedoch die Übungen weiter und entdeckten mögliche Ursachen, die ihre sexuelle Unsicherheit bestimmten. Zum Teil lagen sie in einer negativen Einstellung zur Sexualität, die über Generationen nachvollziehbar war, zum Teil waren es religiöse Prägungen. Ein Hauptgrund für ihre „sexuelle Verunsicherung und Vermeidung" war, wie sich langsam herausstellte, der Leistungsdruck durch Medien und Freunde.

Für Sonja und David wird Sex vielleicht nie so intensiv oder häufig sein, wie die „Sexindustrie" es sich wünschen würde. Entscheidend ist, dass sie beide einen Weg gefunden haben, der ihre Geborgenheit und Freundschaft bestätigt.

Paardialog

- Wie geht es dir bei dem Gedanken, eine Sexualberatung aufzusuchen?
- Was würdest du dir von einer Sexualberatung am meisten erhoffen?

Gemeinsam unterwegs bleiben

Wir haben bis hierhin verschiedene Wege aufgezeigt, wie Paare ihre sexuelle Beziehung beleben können, damit ihre Ehe neuen Schwung bekommt. Zum Abschluss möchten wir noch einmal die umgekehrte Wirkung betonen, nämlich wie eine glückliche Ehebeziehung das Intimleben begünstigt. Sex ohne vertraute Freundschaft kann unsere tiefsten menschlichen Sehnsüchte genauso wenig stillen wie eine Ehe ohne Sex.

Merkmale einer Freundschaft

Wer sind die Menschen, mit denen wir am liebsten Zeit verbringen? Es sind jene, die ähnliche Interessen haben, mit denen wir über alles Mögliche reden und Spaß haben können und bei denen wir das Gefühl haben, dass sie auf der gleichen Wellenlänge sind. So sollte es in einer Ehe sein. Nur gute Freunde sollten heiraten! Es genügt nicht, „heiß verliebt" zu sein, sondern wir sollten einander auch wirklich mögen. Auch nach vielen Ehejahren ist es nie zu spät, die Freundschaft mit dem Partner zu erneuern und zu vertiefen.

In einer guten Freundschaft nehmen sich die Partner mit ihrer unterschiedlichen Persönlichkeit und Lebensweise an. Freunde bestärken einander in ihrer Einzigartigkeit und Verschiedenheit. Sie sehen einander als wertvoll und gleichwertig an und schenken einander auch genügend Freiraum für die persönliche Entwicklung. Sie bestätigen einander für alles Positive, das sie beobachten, und trauen sich, einander ehrlich zu korrigieren, wenn es ihnen wichtig erscheint.

In jeder normalen Freundschaft sollte es viel Ermutigung, Lob und Anerkennung geben. Für eine glückliche Ehe jedoch ist das unentbehrlich. Dabei entscheidet der tägliche Umgangston über die Atmosphäre. Glückliche Paare gehen nachsichtig und geduldig miteinander um. In der Gesellschaft müssen wir öfters mit unfreundlicher Kritik rechnen, aber zu Hause sollten wir uns geborgen fühlen können. Kurz bevor ein Freund seine Scheidungspapiere einreichte, sagte er verzweifelt: „Ich habe zu Hause nie etwas richtig gemacht. Meine Frau war nie zufrieden, ich konnte sie nicht glücklich machen. Jetzt gebe ich auf!"

Freunde erfreuen sich an gemeinsamen Erlebnissen, sie entwickeln Interessen und Hobbys, die beiden Spaß machen und ihr Leben bereichern. Langeweile kann für eine Ehe genauso tödlich sein wie andauernder Stress! Wenn Partner nebeneinanderher leben, in ihrer Arbeit oder der Kindererziehung aufgehen, aber keine Zeit für Entspannung einplanen, kann das nicht lange gut gehen.

Elizabeth: „Es tut uns so gut, als Ehepaar etwas Schönes miteinander zu unternehmen – etwas ganz anderes als Arbeit! Weil Arthur und ich selbstständig sind und unser Büro zu Hause haben, ist es nicht so leicht, dem Arbeitstag ein Ende zu setzen. ‚Feierabend' war lange fast ein Fremdwort für uns. Doch weil wir wissen, wie unentbehrlich solche Arbeitspausen für uns persönlich und für unsere Beziehung sind, müssen wir sie immer wieder bewusst einplanen oder auch spontan aufgreifen. Zum Beispiel entscheiden wir uns an einem farbenfrohen Herbsttag spontan für eine Wanderung in den Bergen oder gönnen uns im Winter ein paar Stunden Langlauf, wenn Sonne, Schnee und blauer Himmel uns vom Schreibtisch wegrufen. Solche Erlebnisse verbinden uns und erzeugen positive Erinnerungen für die Zukunft."

Eine weitere wichtige Rolle für die gelingende Ehebeziehung spielt der Humor. Menschen, die zusammen lachen können, tun sich leichter, schwierigen Situationen mit Heiterkeit zu begegnen. Mit Humor kann man Probleme des Lebens schneller in einer neuen Perspektive sehen. Menschen, die gelernt haben, sich selbst nicht immer so furchtbar ernst zu nehmen und miteinander Spaß zu haben, empfinden ihre Beziehung öfter als schön und befriedigend. Ärzte sagen, dass Lachen die beste Medizin sei. Es ist sicher auch das beste Mittel gegen Ehekrankheiten!

Tipp

- Planen Sie als Überraschung ein gemeinsames Nostalgie-Erlebnis: etwas, was Sie in der Kennenlernphase oder jungen Ehe miteinander gemacht haben, zum Beispiel einen Ausflug zu einem Ort, wo Sie sich zum ersten Mal geküsst, sich verlobt, geliebt haben ... Oder leihen Sie sich einen alten Film aus oder ...

Ehe ist mehr als Freundschaft

Wir haben aus vielen verschiedenen Blickwinkeln die Schönheit der sexuellen und seelischen Intimität beleuchtet und möchten zum Schluss noch einmal die Bedeutung der geistlichen Intimität betonen. Darunter verstehen wir allgemein, dass Sie in Ihrer grundsätzlichen spirituellen Ausrichtung übereinstimmen sollten. Das zeigt sich darin, wie Sie einander in der Verwirklichung Ihrer ethischen Grundwerte und Lebensziele unterstützen. Zum Beispiel in Entscheidungen, wie Sie mit Ihrem Geld, Ihrer Zeit, Ihrer Energie und mit anderen Menschen umgehen wollen.

Paare, die ihre Ehe gemeinsam an den Grundwerten des christlichen Glaubens orientieren, können eine Beziehung mit Gott erleben, die durch seine Führung und Hilfe im Alltag geprägt ist. Viele Paare schätzen dabei die Balance zwischen individueller und gemeinsamer Ausübung ihres Glaubens.

Eine Besonderheit des christlichen Glaubens ist bekanntlich der Umgang mit Fehlern und Vergehen, die ja in jeder Partnerschaft vorkommen. Für Christen müsste es eigentlich natürlich sein, ihrem Partner gegenüber immer wieder Fehler zuzugeben und ihn/sie um Vergebung zu bitten. Nach unserer Beobachtung in der Beratung und im Leben winden sich gerade Christen sehr lange, bis sie ihre eigenen Fehler eingestehen und um Vergebung bitten. Kann es sein, dass wir nicht zugeben wollen, in manchen Lebensbereichen noch so weit weg zu sein von dem ethischen Standard, den wir mit der Hilfe Gottes erreichen wollten?

Arthur: „Elizabeth und ich haben, noch bevor wir uns

begegneten, in unserer Studentenzeit gelernt, in der Bibel Orientierung für das Leben zu suchen. Später, als Eltern von kleinen Kindern, hatten wir oft nicht so viel Zeit für Bibelmeditation, aber wir nahmen regelmäßig an einem Hauskreis teil, in dem wir ehrlich über unser Leben reden konnten und Hilfe für unsere Alltagsbewältigung bekamen. Die Erfahrung im Gebet, die praktische Freundschaft und auch die Gemeinschaft mit anderen Christen haben uns über die Jahre immer wieder gestärkt.

Wir erlebten Gottes Gegenwart mehrmals in den Zeiten einer Krise oder einer neuen Herausforderung als Familie. In solchen Zeiten war ich besonders dankbar für die Möglichkeit des Gebets und für Gottes Hilfe bei unserer Lebensbewältigung. Mehrmals kamen wir auch in unserer Ehe an unsere Grenzen. Da wir beide eher impulsive Menschen sind, kann es schnell passieren, dass wir einander weh tun. Die Qualität unserer Beziehung hängt deshalb davon ab, wie schnell wir nach einem lieblosen Verhalten wieder aufeinander zugehen und von Herzen neu beginnen können. Solange wir miteinander beten, stehen unsere Herzenstüren immer eine Spalt weit zueinander hin offen."

Genauso wie in der Sexualität ist, wie Sie sehen, auch das gemeinsame Glaubensleben nicht immer so einfach. Wenn Sie Ihren Glauben an Jesus Christus teilen, haben Sie eine gemeinsame Quelle, aus der Sie schöpfen können. In seinem Buch „Wenn Paare beten" beschreibt David Stoop einen interessanten Zusammenhang zwischen der geistlichen Gemeinschaft und dem Sexleben eines Paares. Seiner Beobachtung nach zeigten Paare, die miteinander regelmäßig beteten und geistliche Intimität entwickelten, eine erhöhte sexuelle Attraktion füreinander[11]. Auch uns haben Paare berichtet, dass sie sich körperlich stärker zueinander hingezogen fühlten, nachdem sie begonnen hatten, für- und auch miteinander zu beten.

Tipp

- Denken Sie zurück an eine Krise, die Sie beide gemeistert und in der Sie echte Freundschaft zwischen Ihnen beiden erlebt haben. Welche Rolle hat jeder von Ihnen dabei übernommen?
- Fragen Sie Ihren Partner am Sonntagabend, wofür Sie in der folgenden Woche beten können, und schreiben Sie die Anliegen in Ihren Tagesplaner.

Unterschiedliche Bedürfnisse

Wir haben schon erwähnt, dass Männer und Frauen verschiedene Bedürfnisse haben, die sich mit der Zeit auch ändern. Wenn diese Bedürfnisse über längere Zeit nicht erfüllt werden, wird die Liebe zwischen den Partnern nach und nach erkalten. Paare, die versuchen, sich gegenseitig ihre Bedürfnisse zu erfüllen, machen wertvolle Einzahlungen auf ihr gemeinsames „Beziehungskonto“, und die Ehe wird lebendiger und widerstandsfähiger.

Verliebte überlegen dauernd, was der andere brauchen könnte oder wie sie einander einen Gefallen tun könnten.

Wahre Liebe sucht das Beste für den anderen und ist sogar bereit, die eigenen Bedürfnisse an die zweite Stelle zu setzen. Wissen wir, was sich unser Partner wünscht und wie wir ihn/sie beschenken könnten?

Elizabeth: „Ich erinnere mich noch gut an die Art und Weise, wie Arthur damals in unserer Kennenlernphase mein Herz gewann. Wir hatten eine lange Bergwanderung gemacht und kamen spät mit nassen und dreckigen Schuhen nach Hause. Als ich am nächsten Morgen aufwachte, fand ich meine Bergschuhe vor meiner Tür, sauber und glänzend! Arthur drückte seine Liebe für mich aus, indem er meine Schuhe putzte. Ich war von dieser Geste sehr beeindruckt und habe sie nie vergessen."

Wenn Sie offene Augen und Ohren haben, können Sie leicht herausfinden, was Ihr Partner braucht oder schätzt. Falls Ihnen im Moment dazu keine kreativen Ideen kommen, könnten Sie folgendes Paarspiel ausprobieren: Jeder wählt einen Tag der Woche als „seinen" bzw. „ihren" Tag. Zum Beispiel wählt der Mann den Dienstag, die Frau den Donnerstag. Nun darf der Mann für den Dienstag einen bestimmten Wunsch äußern, den ihm seine Frau erfüllen soll. Am Donnerstag ist sie dran. Paare, die dieses Paarspiel einen Monat lang gemacht haben, berichteten, dass ihre Freundschaft eine neue Qualität erhalten hatte.

Tipp

- Schreiben Sie in dieser Woche eine Liste für „Geschenk-Gutscheine“, die Ihr Partner einlösen kann: ein Lieblingsessen, eine Wanderung, eine Fußmassage, beim Spaziergang Hände halten oder einen Film ansehen. Aber es könnte auch ein Wochenende in Venedig sein, wenn es die Geldbörse erlaubt.

Seelisches Gleichgewicht

Solche praktischen Liebeszeichen können jeder müden Beziehung wieder auf die Beine helfen. In seinem Buch „Männer sind anders. Frauen auch – Männer sind vom Mars. Frauen von der Venus“[12] erklärt der Psychotherapeut John Gray: Was auf der biochemischen Ebene in Bezug auf Stressbewältigung abläuft, ist bei den Geschlechtern unterschiedlich. Es scheint für einen Mann wichtig zu sein, von seiner Frau als Held oder zumindest als hilfreich und erfolgreich angesehen zu werden. Wenn sie ihn respektiert und seine Taten anerkennt, dann fühlt er sich in seiner Haut wohl, kann leichter Stress abbauen und das Leben meistern. Für eine Frau zählen ganz andere Dinge. Erst wenn sie sich beschützt fühlt und ihre Gefühle ernst genommen werden, kann sie zur inneren Ruhe kommen. Diese Geborgenheit und das Zusammengehörigkeitsgefühl helfen ihr, Stress abzubauen und die Beziehung zu genießen.

Bemühen Sie sich immer wieder, diese fundamentalen Wesensunterschiede zu verstehen und zu würdigen. Wenn Sie begreifen, wie wichtig diese Grundbedürfnisse sind, und versuchen, auf sie einzugehen, werden Sie Ihren Partner glücklich machen und Ihre Ehe bereichern.

Wachstum ist möglich

Wir haben Ihnen ein Idealbild von der Ehe als der „schönsten Freundschaft auf Erden" gemalt. Dabei haben wir auch auf einige Hindernisse und verborgene Gefahren hingewiesen. Es gibt kein Ehepaar, das nicht in dem einen oder anderen Bereich besonders herausgefordert wäre: Manchmal ist es die Kommunikation oder der Bereich der gemeinsamen Interessen, manchmal die Sexualität oder der Aspekt des Glaubens. Aufgrund unserer persönlichen Eheerfahrung sowie unserer Beratungstätigkeit mit vielen Paaren wissen wir, dass in jedem der angesprochenen Bereiche große Chancen liegen, die partnerschaftliche Beziehung zu erneuern und zu vertiefen. Manchmal braucht es nur einen kleinen Anstoß, ein offenes Gespräch mit guten Freunden, ein geeignetes Buch oder eine Aussprache mit einem erfahrenen Berater oder Seelsorger.

Ingo, ein erfolgreicher Geschäftsmann, kam in die Beratung, weil er laut seiner Frau „keine Gefühle hatte". Die Frage, ob das auch seiner eigenen Meinung entsprach, bejahte er etwas verlegen. Ingo hatte unter einem sehr tyrannischen, gewalttätigen Vater gelitten und schon früh begonnen, seine Gefühle in einer „Angsttruhe" einzufrieren. Wie jeder Mensch hatte Ingo natürlich Gefühle, aber er hatte verlernt, sie zu spüren und sie anderen zu zeigen. Er hatte auf alle Probleme, auch in der Ehe, eine intellektuelle Antwort, konnte aber kaum irgendwelche Gefühle empfinden, weder Zuneigung noch Abneigung, weder innere Freude noch Ärger. Egal, wie sehr er sich bemühte, seiner Frau auf dieser Ebene zu begegnen, seine Seele stand wie vor verschlossenen Türen. Er hatte offensichtlich den Weg vom Gehirn zum Herzen verloren. Den Sexakt „vollzog" er gewissenhaft und genoss ihn rein körperlich, aber Gudrun fühlte sich in seiner Umarmung oft weit entfernt und nicht geborgen. Weil sie diesen Zwiespalt von körperlicher Nähe und seelischer Distanz schmerzvoll empfand, verweigerte sie sich ihm immer öfter.

Ingo liebte seine Frau und wollte hauptsächlich ihretwegen lernen, seine Gefühle zu entdecken. Er wollte eine seelisch tiefere Freundschaft mit Gudrun, fühlte sich dabei aber blockiert. Neben der Therapie half ihm die Teilnahme an einer „befreit leben"-Selbsthilfe-Gruppe, in der er zusammen mit anderen Männern mit ähnlichen Geschichten sein Herz und seine Gefühlswelt neu entdeckte.[13] Es dauerte allerdings noch eine ganze Weile, bis er Gudrun seine Gefühle mitteilen konnte. Aber allein die Tatsache, dass er Hilfe gesucht hatte, war für Gudrun ein entscheidendes Zeichen seiner Liebe. Dadurch spürte sie ein neues Erwachen ihrer Zuneigung für ihn. Langsam aber sicher entwickelten sie zunehmende Vertrautheit miteinander und fanden allmählich auch neue Freude in ihrer sexuellen Begegnung.

Schlusswort

Das Sexualleben ist ein zentraler Teil einer Ehe! Die Freude, die Sie miteinander im Bett erleben, verbindet Körper, Geist und Seele in einer Weise, die Ihr Leben erfüllt und bereichert. Es ist, wie wenn das Feuer im Kamin richtig angelegt ist und lodert, sodass das ganze Haus davon warm und gemütlich wird.

Die Wärme, die davon ausgeht, spüren nicht nur Sie als Paar, sondern auch Ihre Kinder und die Menschen um Sie herum. Legen Sie wieder neu Holz nach – und lassen Sie das Feuer nicht ausgehen!

Wenn Sie uns kontaktieren möchten, besuchen Sie uns auf unserer Homepage: www.isbb.at

Anmerkungen

1 Barry McCarthy, „*Sex in the First Two Years of Marriage*“ in: Journal of Family Psychotherapy, Vol. 9(4) 1998, Seite 2.

2 Patricia Love, *Hot Monogamy,* New York 1994, S. 178.

3 Barry McCarthy, „*Sex in the First Two Years of Marriage*“, S. 5.

4 Barry & Emily McCarthy, *Discovering Your Couple Sexual Style,* New York 2009, S. 27.

5 Tara Parker-Pope, „*Reinventing Date Night for Long-Married Couples*“, in: New York Times, 12. Februar 2008.

6 W.F. Harley, *Meine Wünsche – deine Wünsche,* Asslar, 6. Auflage 2006.

7 John M. Gottman/Nan Silver, *Die 7 Geheimnisse der glücklichen Ehe,* München 2000, Seite 130.

8 Zum Beispiel: *www.befreitleben.org* oder *www.wuestenstrom.de*

9 Gary Chapman, *Die fünf Sprachen der Liebe – Wie Kommunikation in der Ehe gelingt,* Marburg 2003; derselbe, *Die fünf Sprachen der Liebe für Familien,* Gießen 2003.

10 Die folgenden Ausführungen in diesem Abschnitt entstammen einem Seminar mit S. Glass (für Interessierte empfehlen wir das genannte Buch von ihr: „*Not just Friends!*“, New York 2003).

11 David Stoop, *Wenn Paare beten,* Asslar, 4. Aufl. 2005.

12 John Gray, *Männer sind anders. Frauen auch,* München 2009.

13 Siehe *www.befreitleben.org*

Claudia und David Arp

10 Great Dates

für eine prickelnde Partnerschaft

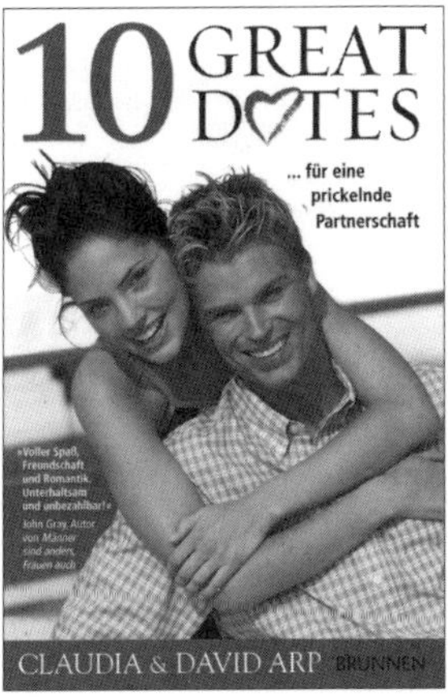

272 Seiten, Paperback

ISBN 978-3-7655-1359-6

„Spaß in der Ehe ist eine ernsthafte Angelegenheit", meint David Arp. Stolpersteine gibt es genug, die die Liebe aus der Bahn werfen können. Deshalb ist es wichtig, gegenzusteuern, damit das Prickelnde der Beziehung nicht auf der Strecke bleibt.

„10 Great Dates" bietet Lösungen und konstruktive Handlungsmöglichkeiten für die Konfliktfelder in Ehen und Partnerschaften. Das Buch lädt Paare dazu ein, einander Zeit zu schenken, etwas Schönes gemeinsam zu erleben und ganz nebenbei ein paar Fähigkeiten zu erwerben, die helfen, die Verbundenheit miteinander zu vertiefen und den Funken immer wieder neu zu entfachen.

„10 Great Dates" zeigt: Arbeit an Beziehungen kann Spaß machen – und nebenbei auch noch Langzeitwirkungen hervorbringen, die niemand bereuen wird.